汉竹编著·健康爱家系列

# 糖尿病一日三餐怎么吃

## 杨长春/主编

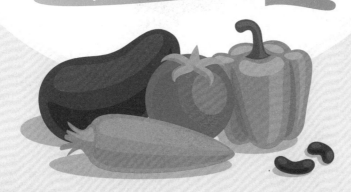

江苏凤凰科学技术出版社

全国百佳图书出版单位

——·南京·——

**副主编:** 高睡睡　侍晓云　王　莉　杨贵荣　余伟群

**编　委:** 白　晶　高　敏　郭　静　冯　睿　刘　辉　卢　静　梁子亮
　　　　李　屹　欧阳璞心　孙小萌　陕海丽　王妮娜　张　旭　张旭毅
　　　　赵　亮　赵海滨　支　楠

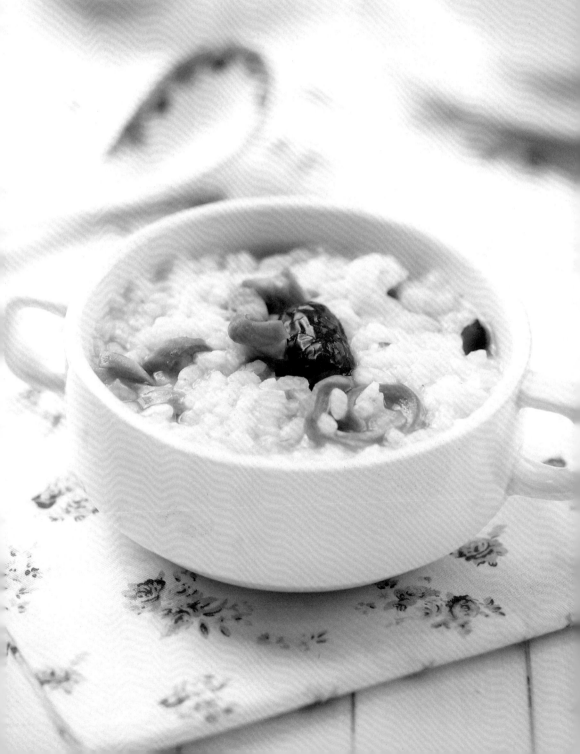

# 导读

血糖升高，就真的要与美食划清界限？

肉食热量高，就只能吃蔬菜？

得了糖尿病，连水果都不能吃？

……

大多数人对糖尿病患者的饮食存在着误区。血糖升高，并不是要远离肉、蛋、奶、水产等食物，也不是所有水果、糕点都要禁食。糖尿病患者的血糖控制得是否合理非常重要。控制一天摄入的总热量是控制饮食的一个重要方面，要根据自己的体重和每天活动量，计算出每日需要的合理热量，把热量控制在这个范围内就可以。

本书详细介绍了确定自身热量需要的计算方法和三餐比例，给糖尿病患者合理搭配了一周七日、一日三餐的健康食谱，以及降糖明星食物与禁忌食材，同时还有详细做法、配图、降糖说明，并标有食谱热量，简单易懂，轻松易学，让糖尿病患者不再为日常饮食发愁。

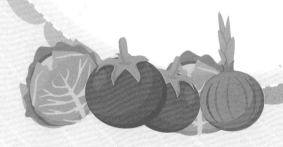

# 降糖明星食物

糖尿病，在人们的印象中，除了并发症，就是无止境地忌口了。其实，对于血糖偏高的人群来说，饮食控糖非常重要。怎么吃，吃什么才能够科学地控制血糖？不妨来看看吧！

## 水果

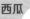
**西瓜**

每日不超过 50 克

**杨桃**

热量低，有很强的排毒功效

**木瓜**

含蛋白分解酵素，帮助降血糖

**草莓**

糖尿病患者的理想水果

## 蔬菜

**生菜**

减缓餐后血糖升高

**西蓝花**

含有铬，能够大大提升糖耐量

**芦笋**

含有能降低血糖的成分，且能调节血糖浓度

**香菜**
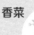
能延缓消化道对糖的吸收，改善微循环

## 谷物

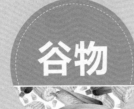

**玉米**

升糖指数低，可控制血糖

**红豆**

润肠通便，辅助降血糖

**豇豆子**

含有烟酸，是天然的血糖调节剂

**荞麦**

升糖指数低

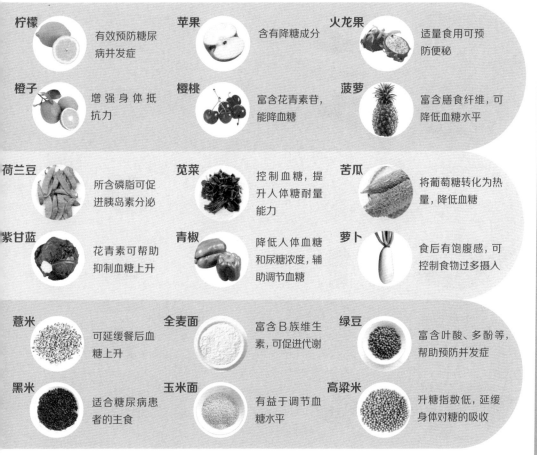

**柠檬** 有效预防糖尿病并发症

**苹果** 含有降糖成分

**火龙果** 适量食用可预防便秘

**橙子** 增强身体抵抗力

**樱桃** 富含花青素苷，能降血糖

**菠萝** 富含膳食纤维，可降低血糖水平

**荷兰豆** 所含磷脂可促进胰岛素分泌

**苋菜** 控制血糖，提升人体糖耐量能力

**苦瓜** 将葡萄糖转化为热量，降低血糖

**紫甘蓝** 花青素可帮助抑制血糖上升

**青椒** 降低人体血糖和尿糖浓度，辅助调节血糖

**萝卜** 食后有饱腹感，可控制食物过多摄入

**薏米** 可延缓餐后血糖上升

**全麦面** 富含B族维生素，可促进代谢

**绿豆** 富含叶酸、多酚等，帮助预防并发症

**黑米** 适合糖尿病患者的主食

**玉米面** 有益于调节血糖水平

**高粱米** 升糖指数低，延缓身体对糖的吸收

水果是可以吃的，但是要选择低糖水果，且要适量。大部分绿叶蔬菜是降糖的好帮手。谷物类要严格控制食用量。

# 降糖禁忌食物

糖尿病，虽然不是无止境地忌口，但是对血糖偏高的人来说还是有很多食物是不能吃的。有哪些是糖尿病患者不能吃的食物呢？来看看吧！

## 水果

甘蔗  蔗糖、葡萄糖及果糖的含量高达 18%

荔枝  富含葡萄糖、果糖、蔗糖

龙眼  虽有补益作用，但含糖量较高，属于高热量水果

香蕉  血糖生成指数较高且含糖量高

## 速食食品

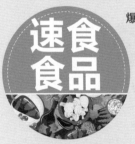

爆米花  主要含量是淀粉，一种油炸食品

蜂蜜  含糖量高达 40%

油炸薯片  属于高热量、高脂肪食物

蜜饯  含糖量很高，会使血糖快速升高

## 其他

奶油  含大量饱和脂肪，降低胰岛素敏感度

螃蟹  属于高胆固醇食物，含有大量的蛋白质和胆固醇

油炸花生豆  经油炸后的花生豆热量较高

腰果  属于高脂肪和高植物蛋白食物

**柿子**

所含糖分比一般水果高，且大多是简单的双糖和单糖

**葡萄**

葡萄糖为单糖，易在肠道中被直接吸收

**哈密瓜**

哈密瓜含有葡萄糖、蔗糖和果糖等单糖及双糖，消化吸收快

**榴莲**
属热燥之物，热量及含糖量都很高

**冰淇淋**

会升高低密度脂蛋白胆固醇含量，降低高密度脂蛋白胆固醇含量

**方便面**

典型的高热量、高脂肪、低营养食品

**可乐**

其磷酸、咖啡因会加速人体钙的流失，威胁患者的骨骼健康

**月饼**

属于高热量、高糖、高淀粉食品

**鱼子**

含胆固醇较高，过多摄入会使血糖升高

**白酒**

能使血糖升高，掩盖患者症状，加重病情

**松花蛋**

盐含量很高，易诱发高血压、冠心病等并发症

**糯米**

含糖量高，会在人体内代谢产生大量葡萄糖

禁忌食品即是在患者血糖没降下来时不能吃的食品，含糖量都很高，摄入不当只会加重病情。应在血糖控制稳定的情况下适量食用。

# 目录 Contents

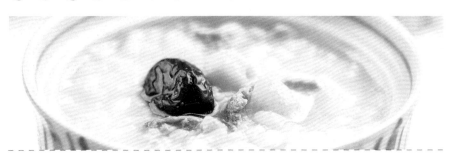

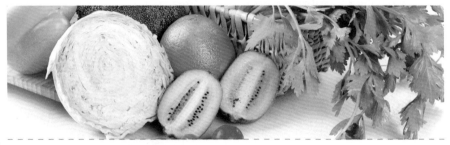

# 第三章 大快朵颐，你也可以 /43

蔬菜，降糖效果超赞.... 44

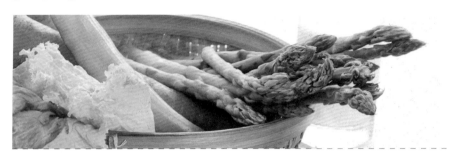

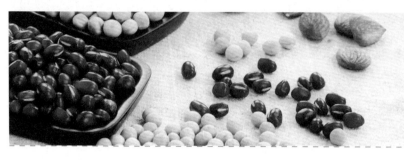

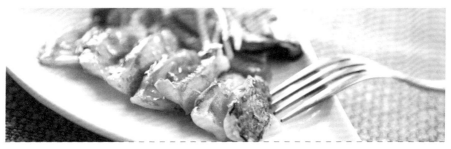

## 附录 /188

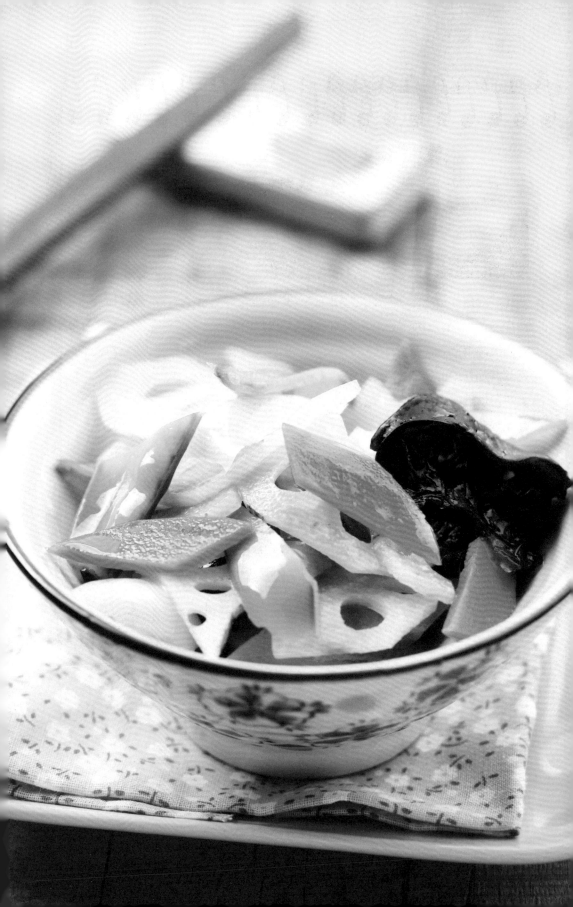

# 第一章

# 算算每天的进食总热量

　　从根本上讲，营养摄入不均衡造成的代谢紊乱是糖尿病发生的主要原因。高脂肪、高热量的饮食方式，使体内胆固醇和甘油三酯升高，血液黏稠度升高，造成了糖、蛋白质和脂肪代谢紊乱，血糖升高，形成了糖尿病。这使得糖尿病患者在查出自己患有糖尿病的那一刻，似乎就意味着要和点心、糖等食物"划清界限"。其实只要掌握科学的饮食方法，糖尿病患者也可以时不时"解解馋"。

# 控制血糖一定要知道的膳食原则

## 控制总热量是根本

### 什么是热量

营养学上所说的热量,又叫热能,是指食物中可提供热能的营养素,经过消化道进入体内代谢释放,成为机体活动所需要的能量。食物中的糖类、脂肪在体内代谢后以不同的形式产生热能,其中糖是主要且直接的能量供应方。

糖尿病患者的热量提供是否合理非常重要。热量过高,就会加重病情;过低,又会导致营养素摄入不足。总之,过高或过低都不利于病情的控制,所以糖尿病患者要科学安排主食和副食的摄入量。

### 怎么控制总热量

1. 吃早餐。早餐不仅要吃,还要高质量地吃,即减少传统高碳水化合物食物,增加富含优质蛋白的食物,这样不仅能使人整个上午都精力充沛,中午也不会因为过于饥饿而难以控制食量,晚餐也能得到相应的控制,这样一天的总热量摄入就不易超标。

2. 学会细嚼慢咽。每一口食物都要充分咀嚼后再下咽,从而放慢吃饭速度。这样容易产生饱腹感,从而减少糖尿病患者的进食量。

3. 正餐中多吃蔬菜。在同等重量的前提下,蔬菜热量低,膳食纤维含量高,升糖指数也普遍偏低,多吃蔬菜可以增加饱腹感,从而控制主食的摄入。

4. 估算,计划总量。在每顿饭前估算出这一餐预计摄入的热量,从而计划好每道菜可以吃的量,做到心里有底,这样就可以在一定程度上避免每餐热量不均、血糖不稳定的情况发生。

5. 适量吃粗粮。吃粗粮对糖尿病的好处颇多,粗粮可以增加食物在胃里的停留时间,延迟饭后葡萄糖吸收的速度,降低糖尿病、高血压和心脑血管疾病的风险。同等重量的粗粮饱腹感相对细粮的要高,糖尿病患者在吃粗粮时摄入的热量也会相对较低。但如果粗粮吃得太多,就会影响消化,过多的纤维可能导致肠道阻塞、脱水等急性症状。

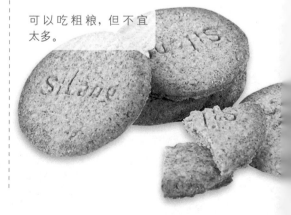

可以吃粗粮,但不宜太多。

# 保证食物多样性

有人早上吃了一个白面馒头，下午就不吃馒头，而是吃一碗面条；中午吃了肉丝，晚上改吃排骨。但白面馒头、面条其实只能算作是"食物多样性"当中的一种，而不能算作两种，因为它们的原材料都是小麦；肉丝、排骨亦然。

我国营养学会发布的膳食指南中，第一条就强调了"食物多样性"。这个"多样"是食物原料的多样，以及食物类别的多样。每天需摄入的食物原料应当在 20 种以上，不包括调味品。如果做不到，也尽量在 12 种以上。营养平衡的膳食是由多种类别的食品组成，不是某一类食物的多样化，比如你只吃 20 种水果，或者只吃 20 种杂粮，照样是一种偏食习惯。

按照合理比例，广泛摄入各类食物，包括谷类、动物性食物、蔬菜和水果、豆类制品、奶类制品和油脂，才能达到营养均衡，满足人体各种营养需求。

谷类是每日饮食的基础，提倡食用部分粗粮。在控制总热量的前提下，碳水化合物应占总热量的 50%~60%。在日常饮食中，糖尿病患者宜多选用含有复合碳水化合物的食物，尤其是富含高纤维的谷物等。

每日进食 50 克瘦肉，每周进食 2~3 次海鱼，这些食物都含有丰富的优质蛋白。研究发现，如果想控制好血糖，重视蛋白质的摄取很重要。

奶类被称为"全营养食物"，能提供我们人体所需的大多数营养素，其最大的营养贡献是补钙。大豆或豆制品也应经常吃，豆制品和肉类可以一起食用，以提高蛋白质的利用率。

每日进食 300 克以上的蔬菜和一两种水果，多选用红、黄、绿等深色蔬菜和水果。尽量选择含水量大的水果、未熟透的新鲜水果，这样更容易降低食物的血糖生成指数。含水量少的水果升糖指数较高，成熟的水果或放置时间较长的水果可能会糖化，从而使升糖指数升高。

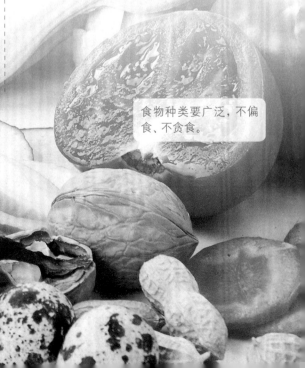

食物种类要广泛，不偏食、不贪食。

# 这样的烹饪方法更健康

## 清淡少盐

对糖尿病患者而言，低脂、少油、少盐，有利于对体重、血糖的控制，所以糖尿病患者应选少油、少盐的清淡食品，利用食材的原味搭配出美味。

世界卫生组织（WHO）建议：糖尿病非高血压患者一天食盐量应不超过 5 克，糖尿病伴高血压患者不超过 2 克；盐的量要将酱油、咸菜中的盐量也考虑进来；适量摄入主食，增加副食，适时加餐。不少糖尿病患者为了达到控制血糖的目的，采取少吃主食甚至不吃主食、多吃副食的办法来控制热量的摄入，殊不知，这种做法由于摄入了更多的盐、油，不仅达不到控制血糖的目的，甚至还可能加重病情。

摄入油过多，也会对糖尿病患者的健康产生不利影响，所以菜肴烹调可多用蒸、煮、凉拌、涮、炖、卤等方式。平时应选择食用植物油，并经常更换植物油的种类。尽量减少赴宴，在赴宴时也应按照平时在家吃饭时的量和食物间的搭配来选择饭菜。

本书所有食谱中的热量，以一盘菜（肉、蛋、豆腐 100 克左右，蔬菜 200 克左右为例），炒菜耗油 10 毫升，凉拌、煮、蒸、炖菜耗油 3~5 毫升油计算。想要每天油脂不超标，每天应只有 1~2 个炒菜，其余为凉拌、蒸、煮、炖菜。采用不粘锅、炒菜时放几十毫升水的水油炒菜法、汤菜不放油等方式也可减少烹调用油。

## 做饭时"偷点懒"

在烹饪食物的时候不妨"懒"一点，如圆白菜、菜花等蔬菜不要切，直接用手掰小；土豆、冬瓜等蔬菜则切得大一些；豆类整粒煮，不要磨成粉或去皮，这样可以较大程度保证食物的营养不流失。

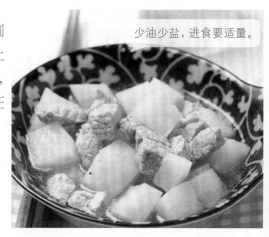

少油少盐，进食要适量。

# 进餐顺序有讲究

　　糖尿病患者非常在意一日三餐的质和量，却往往忽视进餐顺序。同时，一些"老理儿"又在悄悄影响着人们的进餐顺序：鱼肉＋酒品→蔬菜→主食→汤→甜点或水果。殊不知，这种用餐顺序很容易造成摄入食物过多、影响营养吸收以及餐后血糖增高等不良影响。不管人们进食的食物有多复杂，人体每次消化食物时，都会先集中在胃里，经过一段时间形成食糜。

　　其实，只要稍微调整一下平日的进食顺序：汤→清淡的蔬菜→肉类→主食，就可以让我们的饮食既有质和量，又远离疾病的烦恼。

## 先喝汤

　　国人一般习惯饭后喝汤，糖尿病患者不妨先喝一小碗开胃汤，并采用热量较低的去油清汤。吃饭前喝一小碗汤比较符合生理要求，因为适量的汤不但可以在饭前滋润消化道，而且不至于过分增加胃容量，同时可以促进消化液有规律地分泌。

## 吃清淡的蔬菜

　　喝汤后先吃清淡的蔬菜，如叶菜、瓜类等低热量的蔬菜，如果能凉拌或水煮，减少用油量更佳。

## 吃主食与肉类

　　最后才吃肉类与主食，一小口一小口慢慢吃，你会发现即便比往常吃得少，但已经吃饱了，这样的进餐顺序既可以让人合理利用食物的营养，又能够减少胃肠负担，从而达到健康饮食的目的。

## 饭后不宜喝汤

　　吃饭后大量喝汤的最大缺陷在于过量的汤水会稀释消化液，从而削弱肠胃的消化能力，甚至会引起胃过度扩张，长此以往，就会导致胃动力不足。

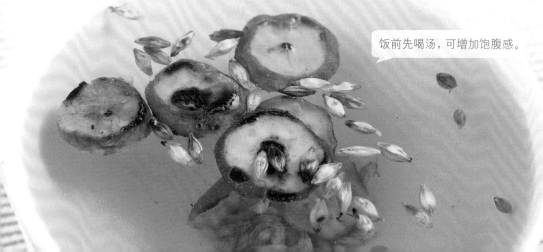

饭前先喝汤，可增加饱腹感。

# 一日三餐热量分配

## 如何确定自身热量需要

糖尿病患者在吃的方面，每天都要对热量"斤斤计较"。因为控制一天摄入的总热量，是控制饮食的一个重要方面。控制热量并不意味着热量摄入越少越好，热量摄入太少，不足以提供一天消耗的能量，会引起低血糖。我们要根据自身的体重和每天活动量，计算出每日需要的合理热量，把热量控制在这个范围内，就可以了。

### 第一步：测算体重

**科学计算：体质指数（BMI）= 体重（千克）/身高（米）$^2$**

体质指数的正常范围是 18.5~23.9，等于或超过 24 为超重，等于或超过 28 为肥胖，低于 18.5 为体重偏轻。

**简便计算：理想体重（千克）= 身高（厘米）−105**

**精细计算：理想体重（千克）=[ 身高（厘米）−100]×0.9**

当实际体重在理想体重的 90%~110% 范围内时，体重属于正常；当实际体重超过理想体重的 110% 时，为超重；当实际体重超过理想体重的 120% 时，为肥胖；当实际体重少于理想体重的 80% 时，则为消瘦。

### 第二步：计算劳动强度

不同劳动强度每天消耗的热量不同。一般来说，文员、酒店服务员等属于轻体力劳动；车床操作、金工切割等属于中体力劳动；炼钢、装卸、采矿等属于重体力劳动。如果在每天保证 6000 步运动量基础上，还有半小时以上较激烈球类或其他运动，则按高一级的体力劳动强度计算。

### 第三步：算出 1 日总热量

**1 日需要的总热量 =1 日每千克体重所需热量 × 理想体重**

举例：一位男士，身高 170 厘米，体重 70 千克，平时从事轻体力劳动，他一天需要摄入多少热量呢？

第一步：测算理想体重

170−105=65（千克）

这位男士实际体重为 70 千克，超过标准体重不到 10%，属于正常体重类型。

第二步：计算活动强度

正常体重下从事轻体力活动，每日每千克体重需要 125.5 千焦热量。

第三步：算出 1 日总热量

1 日总热量 =125.5 千焦 ×65 千克 =8 157.5 千焦

# 重建饮食金字塔

人体必需的营养素多达四十余种，这些营养素必须通过摄取食物来满足人体需要，如何选择食物的种类和数量来搭配膳食是重中之重。糖尿病患者饮食的最大问题就是各类食物、各种营养素在饮食中的构成比例不够协调。一旦饮食出现问题，身体上的各种毛病就显现出来了。

中国营养学会针对我国居民膳食结构中存在的问题，推出了"中国居民平衡膳食宝塔"，将五大类食物合理搭配，构成符合我国居民营养需要的平衡膳食模式。

"膳食宝塔"建议的各类食物的摄入量一般是指食物的生重，而各类食物的组成是根据全国营养调查中居民膳食的实际情况计算的，所以每类食物的重量不是指某一种具体食物的重量。

## 补充解释

每日膳食中应尽量包含"膳食宝塔"中的各类食物，但无须每日都严格按照"膳食宝塔"的推荐量。而在一段时间内，比如一周内，各类食物摄入量的平均值应当符合建议量。应用"膳食宝塔"可把营养与美味结合起来，按照同类互换、多种多样的原则调配一日三餐。同类互换就是以粮换粮、以豆换豆、以肉换肉。

我国成年人每日最好吃蔬菜 300~500 克，其中"深色蔬菜"约占一半。深色蔬菜富含胡萝卜素，是中国居民维生素 A（胡萝卜素可转化为维生素 A）的主要来源。多数蔬菜的维生素、矿物质、膳食纤维和植物化学因子含量高于水果，故推荐"每餐有蔬菜，每日吃水果"。但切记，蔬菜水果不能相互替代。糖尿病患者的饮食可根据实际病情、病程作相应调整。

身体活动6000步

| | |
|---|---|
| 盐 | ＜ 6 克 |
| 油 | 25~30 毫升 |
| 奶及奶制品 | 300 毫升 |
| 大豆及坚果类 | 23~35 克 |
| 畜禽肉 | 40~75 克 |
| 水产品 | 40~75 克 |
| 蛋类 | 40~50 克 |
| 蔬菜类 | 300~500 克 |
| 水果类 | 200~350 克 |
| 谷薯类 | 250~400 克 |
| 全谷物和杂豆 | 50~150 克 |
| 薯类 | 50~100 克 |
| 水 | 1500~1700 毫升 |

# 三餐比例 3:4:3

注意进食规律，一日至少进食三餐，而且要定时、定量，两餐之间要间隔4~5小时。注射胰岛素的患者和易出现低血糖的患者还应在三次正餐之间加餐两次，或称为"三餐两点"制，可从三次正餐中拿出一部分食品留作加餐用，这是防止低血糖行之有效的措施。

## 早餐：要吃好

起床后活动30分钟，此时食欲最旺盛，是吃早餐的最佳时间。早餐所占的营养总量以占一日总量的30%为宜，即主食100克左右。如果早餐中包括了谷类、动物性食物（肉类、蛋）、奶及奶制品、蔬菜和水果等4类食物，则为早餐营养充足；如果只包括了其中3类，则早餐较充足；如果只包括了其中2类或更少，则早餐的营养不充足。

## 上午加餐

就餐时间宜为上午10点左右。上午加餐宜从三餐中"匀出"部分食物，如将早餐的水果（或渣汁不分离的全果汁）放在此时来吃，这样不至于早餐集中，避免摄入过量的糖，也保证了上午血糖不至于过低；也可减少三餐热量的摄入，额外增加低热量食物。

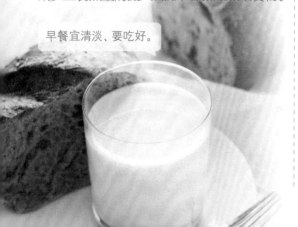

早餐宜清淡、要吃好。

## 午餐：要吃饱

午餐是承上启下的一餐。午餐的食物既要补充上午消耗的能量，又要为下午的工作和学习做好必要的准备。不同年龄、不同体力的人午餐热量应占他们每天所需总热量的40%。以每日能量摄入9 209千焦的人为例，主食宜在100克左右，可在米饭、馒头、面条、大饼、发糕等主食中选择；副食宜搭配50~100克的肉禽蛋类，50克豆制品，200~250克蔬菜，总量在400~500克。

## 下午加餐

就餐时间最好在下午3~4点。可以在总热量一定的情况下，适量吃些水果、酸奶。

## 晚餐：要吃少

晚餐比较接近睡眠时间，能量消耗也因之降低很多，因此，晚餐七八分饱即可。"清淡至上"更是晚餐必须遵循的原则。就餐时间最好在晚上8点以前。尽量少吃主食，还应多摄入一些新鲜蔬菜。

## 睡前加餐

睡前加餐是为了补充血中的葡萄糖，保证夜晚血糖不至于过低。因此，睡前是否加餐，取决于睡前糖尿病患者的血糖水平。如果血糖水平正常，那么可以适当少量加餐，如果血糖水平高于正常水平，那么就没有必要加餐。如果血糖水平低于正常水平，则需要加餐，且应选择淀粉类和蛋白质含量较高的食物，如花生、牛奶等。

# 升糖指数是什么

升糖指数,英文全称 Glycemic Index,简称 GI,中文全称"血糖生成指数"。是指在标准定量下(一般为 50 克)某种食物中碳水化合物引起血糖上升所产生的血糖时间曲线下面积和标准物质(一般为葡萄糖)所产生的血糖时间下面积之比值再乘以 100,它反映了某种食物与葡萄糖相比升高血糖的速度和能力。是反映食物引起人体血糖升高程度的指标,是人体进食后机体血糖生成的应答状况。

升糖指数高的食物由于进入肠道后消化快、吸收好,葡萄糖能够迅速进入血液,如果摄入过量,易转化为脂肪积蓄,从而易导致高血糖的产生。而升糖指数低的食物由于进入肠道后停留的时间长,释放缓慢,葡萄糖进入血液后峰值较低,引起餐后血糖反应较小,需要的胰岛素也相应减少,所以避免了血糖的剧烈波动,既可以防止高血糖也可以防止低血糖,有效地控制血糖的稳定。

不同的食物有不同的升糖指数,通常把葡萄糖的升糖指数定为 100。升糖指数 >70 为高升糖指数食物;升糖指数 <55 为低升糖指数食物。

# 食物交换份

如何既保证热量摄入不过多,又保证摄取的营养足够和均衡呢?这就要靠"食物交换份"来帮忙了。

食物交换份:将食物分成谷类、水果类、蔬菜类、肉类、蛋类等不同种类,然后确定大约 376.4 千焦为一个交换单位,再计算出一个交换单位的各类食物的大致数量,就可以按照每天自己应该摄入的总热量来自由交换各类食物。在总热量不变的情况下,同类食物换着吃。

以下是各食物大类之间的互换,在每一类食物中,因为每一种食品所含的营养存在差异,所以各类食品之中有更加详细的互换,比如 25 克的大米可以交换成 100 克土豆。

## 等值谷类食物交换表(1 个交换单位)

| 食品 | 克数 | 食品 | 克数 |
|---|---|---|---|
| 各类米 | 25 | 各类面粉 | 25 |
| 各种挂面 | 25 | 饼干 | 20 |
| 馒头 | 40 | 凉粉 | 240 |
| 油炸面点 | 22 | 非油炸面点 | 35 |
| 魔芋 | 48 | 土豆 | 100 |
| 鲜玉米棒 | 175 | 湿粉皮 | 150 |

续表

### 等值水果类食物交换表

| 食品 | 克数 | 食品 | 克数 |
|---|---|---|---|
| 西瓜 | 350 | 草莓 | 300 |
| 葡萄 | 200 | 李子、杏 | 200 |
| 猕猴桃 | 150 | 梨、桃、苹果 | 180 |
| 橘子、橙子、柚子（带皮） | 200 | 柿子、香蕉、荔枝（带皮） | 120 |

### 等值蔬菜类食物交换表

| 食品 | 克数 | 食品 | 克数 |
|---|---|---|---|
| 各类叶菜 | 500 | 葫芦、节瓜、菜瓜 | 500 |
| 洋葱、蒜苗 | 250 | 豇豆、扁豆 | 250 |
| 绿豆芽 | 500 | 胡萝卜、冬笋 | 200 |
| 苦瓜、丝瓜 | 400 | 毛豆、鲜豌豆 | 70 |
| 鲜蘑、茭白 | 350 | 山药、藕 | 150 |
| 冬瓜 | 750 | 百合、芋头 | 100 |

### 等值肉、蛋类食物交换表

| 食品 | 克数 | 食品 | 克数 |
|---|---|---|---|
| 兔肉 | 100 | 带鱼 | 80 |
| 鸡肉 | 50 | 鸭肉 | 50 |
| 鱼类 | 80 | 水发鱿鱼 | 100 |
| 瘦肉 | 50 | 肥肉 | 25 |
| 火腿、香肠 | 20 | 水发海参 | 350 |
| 鸡蛋 | 60（约1个） | 鸭蛋 | 60（约1个） |
| 鹌鹑蛋 | 60（约6个） | 松花蛋 | 60（约1个） |
| 鸡蛋清 | 150 | | |

### 等值豆、奶类食物交换表

| 食品 | 克数 | 食品 | 克数 |
|---|---|---|---|
| 大豆 | 25 | 腐竹 | 20 |
| 北豆腐 | 100 | 南豆腐 | 150 |
| 豆浆 | 400 | 豆腐丝、豆腐干 | 50 |
| 青豆、黑豆 | 25 | 芸豆、绿豆、赤小豆 | 40 |
| 牛奶 | 160 | 羊奶 | 160 |
| 奶粉 | 20 | 脱脂奶粉 | 25 |
| 无糖酸奶 | 130 | 奶酪 | 25 |

### 等值油脂、坚果类食物交换表

| 食品 | 克数 | 食品 | 克数 |
|---|---|---|---|
| 各种植物油 | 10 | 核桃、杏仁、花生米 | 15 |
| 葵花子（带壳） | 30 | 西瓜子（带壳） | 35 |

# 嘴馋怎么办

为满足糖尿病患者爱吃甜食的需求，市场上出现了形形色色"糖"的替代品——各种甜味剂。它们对血糖影响很小或者没有影响，可以满足糖尿病患者味蕾的需要。下面我们介绍几种糖尿病患者可食用的甜味剂，可以在自己做点心的时候适量添加，让糖尿病患者解解馋。需要提醒的是，替代品本身不是食品，需符合国家添加剂标准，过多无益。

## 含一定热量的甜味剂

### 木糖醇

木糖醇在代谢初期，可能不需要胰岛素参加，但在代谢后期，需要胰岛素的帮助，所以木糖醇不能替代蔗糖。但也有专家认为，木糖醇不会引起血糖升高，还对防止龋齿有一定的作用。

### 山梨醇

山梨醇摄入后不会产生热能，不会引起血糖升高，也不会合成脂肪和刺激胆固醇的形成，是糖尿病患者较理想的甜味剂。

## 不含或仅含少许热量的甜味剂

### 阿斯巴甜

阿斯巴甜是目前占有极大市场的非糖果甜味剂。优点是安全性较高，可以显著降低热量摄入而不会造成龋齿，还可以被人体自然吸收分解。阿斯巴甜的缺点是遇酸、热的稳定性较差，不适宜制作温度高于150℃的面包、饼干、蛋糕等焙烤食品和酸性食品。但阿斯巴甜毕竟是食品添加剂，须少食。

### 甜叶菊苷

甜叶菊苷是从植物中提取的天然成分，所以比较安全。

但要注意的是，无糖点心是指没有加入蔗糖的食品，但并不代表是真的"无糖"，只是将蔗糖换成了糖的替代品。大多数无糖点心是用粮食做成的。粮食的主要成分就是碳水化合物，它在体内可以分解成葡萄糖。因此，糖尿病患者在食用无糖食品时需要节制。

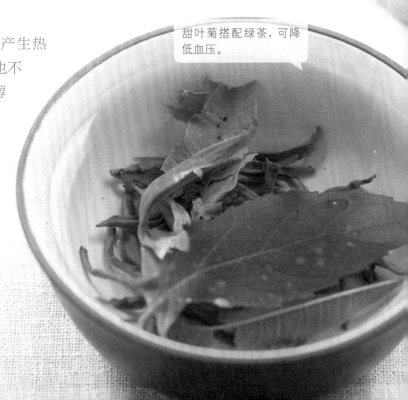

甜叶菊搭配绿茶，可降低血压。

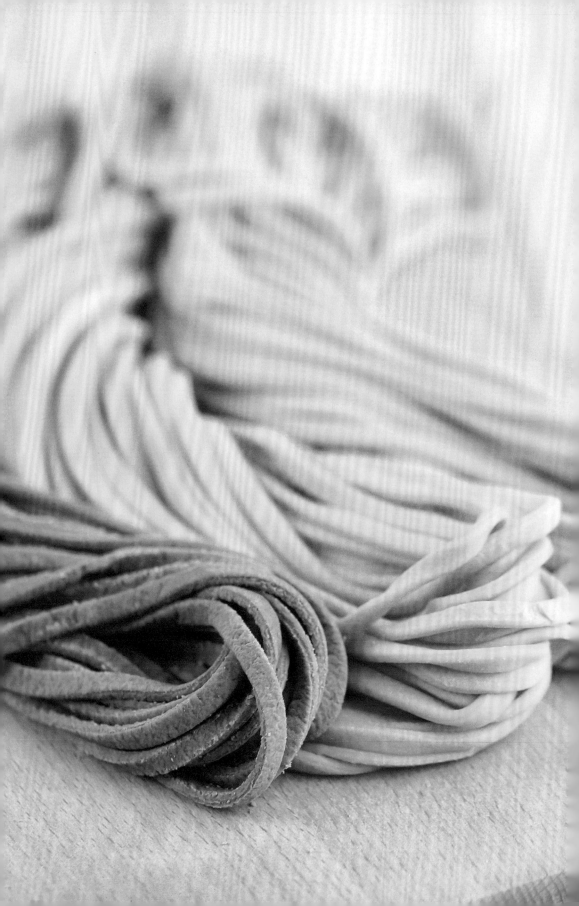

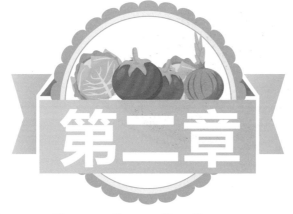

# 第二章

# 专家定制一周控糖清单

　　三餐是人体所需能量的主要来源，如果摄入不足或过量，都可能引起代谢紊乱。当摄入不足时，不仅营养素缺失，机体还会分解自身的蛋白质和脂肪来满足能量需要，导致营养不良及代谢紊乱。当摄入过量时，可造成皮下脂肪及内脏脂肪堆积，引起胰岛素抵抗等代谢问题。糖尿病患者要科学安排一天三餐饮食，合理控糖，这里有专家专门定制的一周控糖清单。

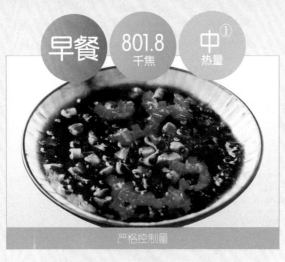

**早餐** | **801.8** 千焦 | **中**① 热量

严格控制量

## 黑米鸡肉粥

**原料** 黑米 25 克，鸡肉 50 克，胡萝卜 50 克，盐适量。

**做法** 鸡肉煮熟切丁；胡萝卜洗净切丁；黑米洗净。锅内加水，下入洗好的黑米烧开，下入胡萝卜丁、鸡丁，用小火熬制软烂，加盐即可。

**早餐** | **285.4** 千焦 | **中** 热量

黄瓜升糖指数较低

## 拍黄瓜

**原料** 黄瓜 150 克，香油 5 毫升，蒜泥、醋、盐各适量。

**做法** 黄瓜洗净用刀背拍扁，切成适宜入口的大小，加入调味品拌匀即可。

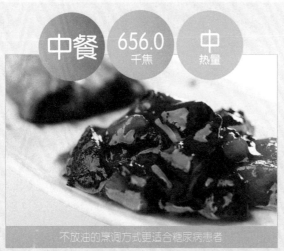

**中餐** | **656.0** 千焦 | **中** 热量

不放油的烹调方式更适合糖尿病患者

## 香菇烧海参

**原料** 海参 50 克，鲜香菇 100 克，料酒、姜片、盐各适量。

**做法** 将海参和姜片煮 6 分钟，捞出。锅中加清水、香菇，烧开后加入海参，煮 20 分钟后再加入料酒、盐，待收汁即可。

星期一

注①：每 100 克固体食物中，小于 170 千焦属于低热量，在 170~1 700 千焦之间属中热量，大于 1 700 千焦属高热量。

# 苦瓜芦笋

**原料** 苦瓜 100 克，芦笋 50 克，蒜末、盐、植物油各适量。

**做法** 将苦瓜、芦笋分别切片焯一下，放冷水中冷却，沥干水分。锅内放入植物油烧热，爆香蒜末，放入苦瓜和芦笋翻炒。加入盐翻炒片刻，待菜炒熟即可。

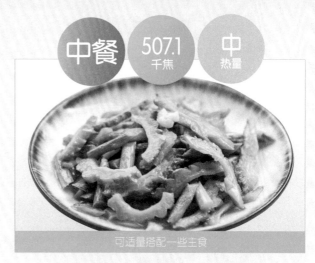

中餐　507.1 千焦　中热量

可适量搭配一些主食

# 莜麦面

**原料** 莜麦面条 75 克，葱花、蒜末、香菜、盐、醋、酱油各适量，香油 3 毫升。

**做法** 将莜麦面条用温水泡至无硬心，沥干水分。加入葱花、蒜末、香菜、盐、醋、酱油、香油调匀即可食用。

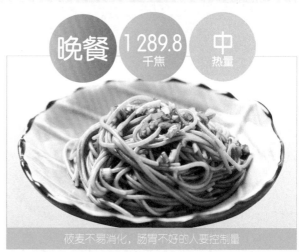

晚餐　1289.8 千焦　中热量

莜麦不易消化，肠胃不好的人要控制量

# 醋熘白菜

**原料** 大白菜 150 克，蒜末、盐、干辣椒、醋各适量，植物油 10 毫升。

**做法** 大白菜洗净，用手撕开，备用。在锅内倒入适量植物油，放入干辣椒、蒜末煸炒。出香味后放入大白菜，炒至七成熟。倒入醋、盐，炒匀后出锅即可。

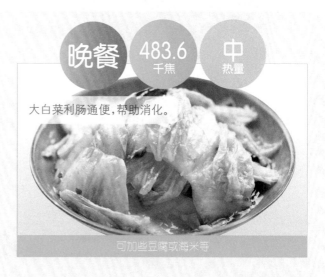

晚餐　483.6 千焦　中热量

大白菜利肠通便，帮助消化。

可加些豆腐或海米等

# 星期二

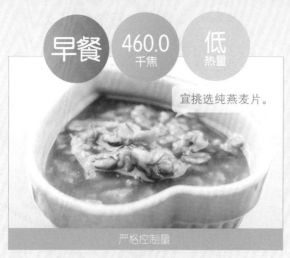

**早餐** · **460.0** 千焦 · **低** 热量

宜挑选纯燕麦片。

严格控制量

## 草莓麦片粥

**原料** 燕麦片 25 克，草莓 50 克。

**做法** 将草莓去蒂，洗净，捣烂备用。坐锅点火，放入捣烂的草莓，加入适量清水。放入燕麦片煮沸。转入小火煮至粥将成，搅拌均匀即可。

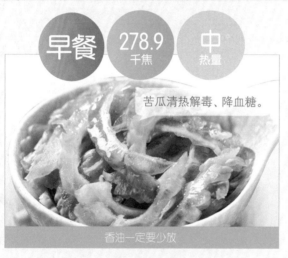

**早餐** · **278.9** 千焦 · **中** 热量

苦瓜清热解毒、降血糖。

香油一定要少放

## 凉拌苦瓜

**原料** 苦瓜 100 克，醋、蒜末、生抽、盐各适量，香油 5 毫升。

**做法** 苦瓜洗净，切成细片，放在碗中。加入各调味料拌匀即可。

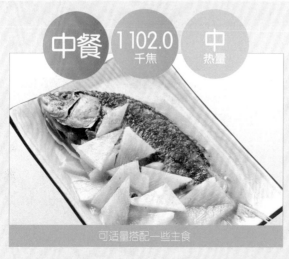

**中餐** · **1 102.0** 千焦 · **中** 热量

可适量搭配一些主食

## 山药炖鲤鱼

**原料** 鲤鱼 200 克，山药 100 克，料酒、姜片、盐各适量，植物油 10 毫升。

**做法** 山药去皮，洗净切片。锅入植物油，上火烧热，放入鱼煎至皮略黄，再加入山药、料酒、姜片、盐、水，中火煮至山药烂熟即可。

# 凉拌莴笋片

**原料** 莴笋 200 克，蒜末、盐、醋各适量，香油 5 毫升。

**做法** 莴笋洗净切片，加盐略腌，出水后，把水挤净，放入盘中。往盘中加入香油、盐。按个人口味加入一点儿醋和蒜末。

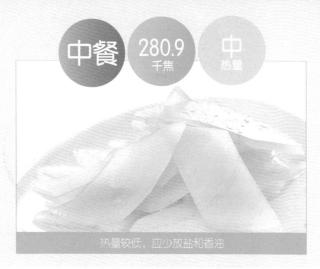

中餐　280.9 千焦　中 热量

热量较低，应少放盐和香油

# 玉米须蚌肉汤

**原料** 玉米须 50 克，鲜河蚌 300 克，盐适量。

**做法** 将玉米须洗净备用；取鲜河蚌用开水略煮沸，去壳取肉，切片。把全部用料一起放入锅内，加清水适量。大火煮沸后，小火煮 1 小时，加盐调味即可。

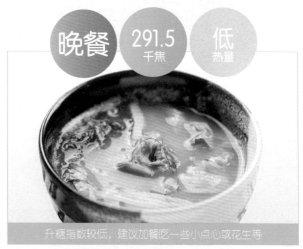

晚餐　291.5 千焦　低 热量

升糖指数较低，建议加餐吃一些小点心或花生等

# 三丁玉米

**原料** 玉米粒 100 克，青豆 30 克，胡萝卜丁 30 克，盐适量，橄榄油 10 毫升。

**做法** 将玉米粒、胡萝卜丁、青豆用开水汆烫。锅内倒入适量橄榄油，倒入材料及盐翻炒均匀。

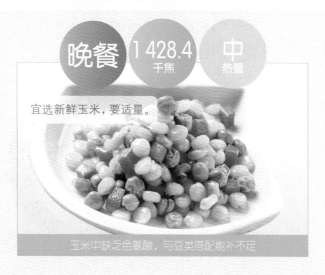

晚餐　1428.4 千焦　中 热量

宜选新鲜玉米，要适量。

玉米中缺乏色氨酸，与豆类搭配能补不足

**星期三**

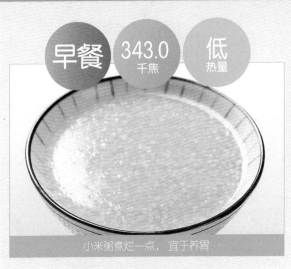

早餐　343.0 千焦　低热量

小米粥煮烂一点，宜于养胃

## 小米粥

原料 小米 25 克。

做法 将小米淘洗干净，放入锅内，加入适量清水，煮至粥熟即可食用。

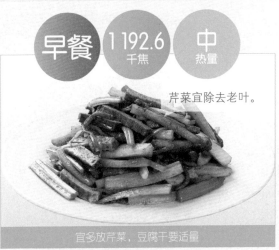

早餐　1 192.6 千焦　中热量

芹菜宜除去老叶。

宜多放芹菜，豆腐干要适量

## 芹菜豆腐干

原料 芹菜 200 克，豆腐干 100 克，盐适量，植物油 10 毫升。

做法 芹菜洗净切成 3 厘米长条；豆腐干洗净切同样大小。锅内放植物油烧热，放入豆腐干和芹菜快炒后，用盐调味，出锅盛盘即可。

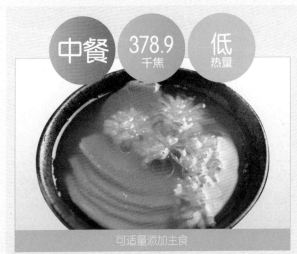

中餐　378.9 千焦　低热量

可适量添加主食

## 菊花胡萝卜汤

原料 菊花 6 克，胡萝卜 100 克，盐适量，香油 5 毫升。

做法 胡萝卜洗净切成片，待用。锅内注入清水。待水开后放入菊花、胡萝卜，开中火煮至胡萝卜熟烂。放少许盐，淋上香油，出锅盛入汤盆即可。

# 番茄三文鱼

**原料** 三文鱼 150 克，番茄 100 克，白皮洋葱 50 克，蚝油 10 毫升，盐适量。

**做法** 三文鱼块抹盐；番茄洗净切块；洋葱洗净切粒。用中火把三文鱼块煎金黄。把洋葱炒香，放入番茄，翻炒，倒入盐、蚝油、水调味，煮至黏稠，倒在三文鱼上。

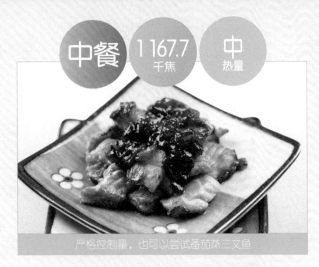

中餐　1167.7 千焦　中 热量

严格控制量，也可以尝试番茄蒸三文鱼

# 香菇薏米粥

**原料** 薏米 25 克，大米 50 克，香菇丁 10 克。

**做法** 薏米浸泡约 2 小时；大米浸泡 30 分钟。将薏米、大米、香菇丁放入电饭锅中焖成粥即可。

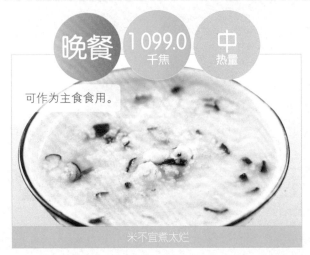

晚餐　1099.0 千焦　中 热量

可作为主食食用。

米不宜煮太烂

# 青椒茄子

**原料** 茄子 100 克，青椒 100 克，盐适量，植物油 10 毫升。

**做法** 将茄子洗净切片；青椒去蒂洗净刀成片。锅内放底油，放入茄子片煸炒至快熟，再将青椒片放入，煸炒几下，加盐炒匀起锅即成。

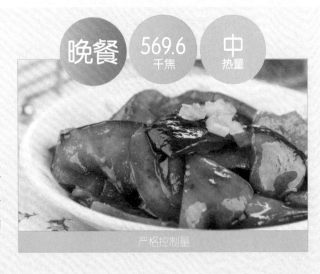

晚餐　569.6 千焦　中 热量

严格控制量

星期四

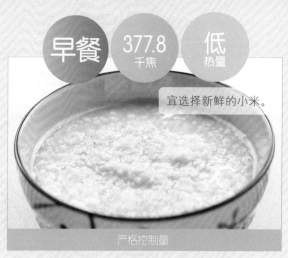

**早餐** **377.8** 千焦 **低** 热量

宜选择新鲜的小米。

严格控制量

## 西洋参小米粥

**原料** 西洋参 3 克，小米 25 克。

**做法** 西洋参洗净后浸泡一夜，切碎；小米洗净。砂锅加适量温水，放入小米、西洋参及浸泡西洋参的清水，大火烧沸。转小火熬煮熟，凉至温热服食。

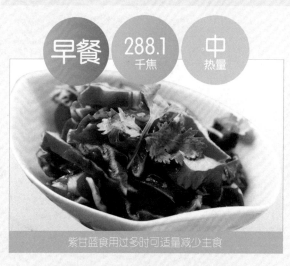

**早餐** **288.1** 千焦 **中** 热量

紫甘蓝食用过多时可适量减少主食

## 凉拌紫甘蓝

**原料** 紫甘蓝 100 克，醋、蒜末、生抽、盐、香菜叶各适量，香油 5 毫升。

**做法** 紫甘蓝洗净，控干，切成细丝，放在碗中。加入调味料拌匀即可。

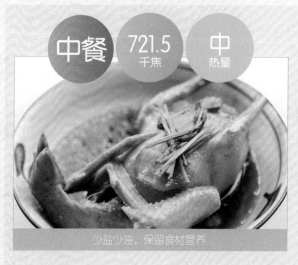

**中餐** **721.5** 千焦 **中** 热量

少盐少油，保留食材营养

## 香菜蒸鹌鹑

**原料** 鹌鹑 200 克，香菜、姜片、水淀粉、酱油、盐各适量，香油 5 毫升。

**做法** 鹌鹑和姜片放入盘中，酱油、水淀粉、盐搅拌后倒在鹌鹑上，再沐上香油。放入蒸锅，隔水加盖蒸 10 分钟。出锅，将香菜放于鹌鹑上即可。

# 番茄酱拌西蓝花

**原料**　西蓝花 200 克，番茄酱 15 克。

**做法**　将西蓝花洗净、切好，焯熟，摆入盘中。加番茄酱入盘中，搅拌均匀即可。

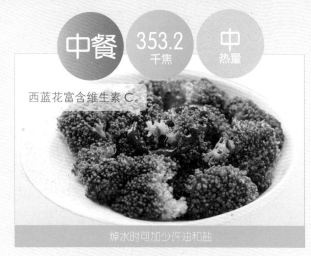

中餐　353.2 千焦　中热量

西蓝花富含维生素 C。

焯水时可加少许油和盐

# 荞麦面疙瘩汤

**原料**　荞麦面 75 克，胡萝卜、南瓜、葱、盐、酱油各适量，香油 5 毫升。

**做法**　胡萝卜、南瓜洗净切丁；葱切成小段。将处理好的材料一起煮开，加盐、酱油调味。将和好的荞麦面拨入汤中，煮开，加入适量香油即可。

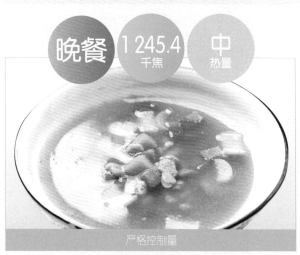

晚餐　1 245.4 千焦　中热量

严格控制量

# 菠萝木瓜汁

**原料**　菠萝 50 克，木瓜 50 克，蓝莓、冰块各适量。

**做法**　菠萝去皮切块；蓝莓洗净；木瓜去皮去子切块。所有食材放入榨汁机中榨汁。将冰块放入杯中，倒入榨好的果汁即可。

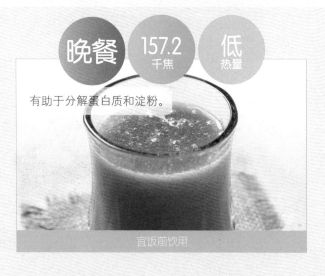

晚餐　157.2 千焦　低热量

有助于分解蛋白质和淀粉。

宜饭前饮用

星期五

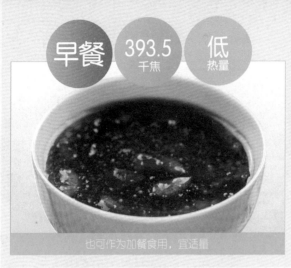

**早餐** 393.5 千焦 **低** 热量

## 樱桃西米粥

原料 西米 25 克，樱桃 10 克。

做法 将樱桃洗净切小块；西米用冷水浸泡 2 小时，沥干水分。锅里加入适量水、西米，用大火煮沸后，改用小火煮至西米浮起。下入樱桃，烧沸，待樱桃浮起即可。

也可作为加餐食用，宜适量

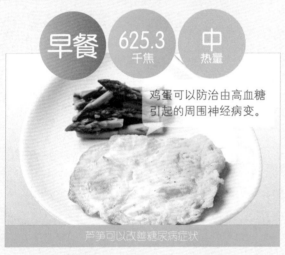

**早餐** 625.3 千焦 **中** 热量

鸡蛋可以防治由高血糖引起的周围神经病变。

## 芦笋煎鸡蛋

原料 芦笋 150 克，鸡蛋 1 个，橄榄油 5 毫升。

做法 将芦笋洗净切段，放在净锅中烤软。油锅中加入鸡蛋，待定型后加水，盖上锅盖把鸡蛋焖熟。把鸡蛋盛出，和芦笋一起码在盘边上即可。

芦笋可以改善糖尿病症状

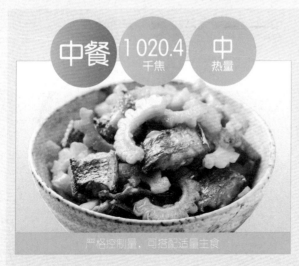

**中餐** 1020.4 千焦 **中** 热量

## 带鱼炒苦瓜

原料 苦瓜 50 克，带鱼 150 克，洋葱、蒜、盐各适量，橄榄油 10 毫升。

做法 处理好的带鱼小火煎至两面金黄；苦瓜洗净切片；洋葱洗净切丁；蒜切碎。炒香蒜粒、洋葱，倒入带鱼、苦瓜轻轻翻炒，加盐调味即可。

严格控制量，可搭配适量主食

# 香菇烧竹笋

**原料** 香菇(干) 5 克，竹笋 150 克，水淀粉、酱油、姜、蒜、盐、橄榄油各适量。

**做法** 竹笋洗净，切片，焯水。油锅入姜、蒜后放入竹笋、香菇翻炒。放入酱油，加少量水，改中火，水淀粉勾芡，加盐翻炒匀匀。

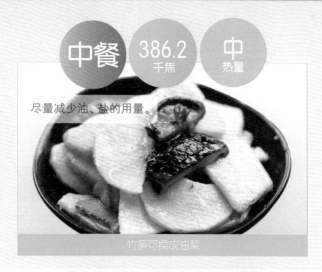

中餐　386.2 千焦　中热量

尽量减少油、盐的用量。

竹笋可换成油菜

# 小米红豆粥

**原料** 小米 25 克，红豆 25 克。

**做法** 红豆提前浸泡 4 小时以上；小米淘洗干净。所有材料放入电饭锅内，加入适量清水，煮成粥即可食用。

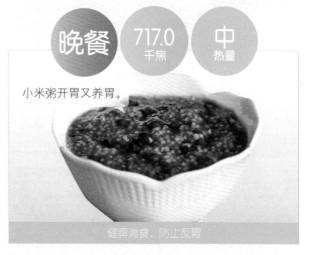

晚餐　717.0 千焦　中热量

小米粥开胃又养胃。

健脾消食，防止反胃

# 薏米鸭肉煲

**原料** 带骨鸭肉 100 克，薏米 25 克，姜、葱、盐各适量，香油 5 毫升。

**做法** 鸭肉洗净切块；薏米洗净，去杂质；姜切片，葱切段。将薏米、鸭肉、姜片、葱段同放炖锅内，加清水，置大火上烧沸。转小火烧煮 35 分钟，加入盐、香油即可。

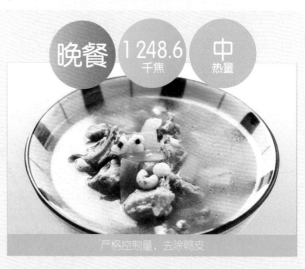

晚餐　1 248.6 千焦　中热量

严格控制量，去除鸭皮

**星期六**

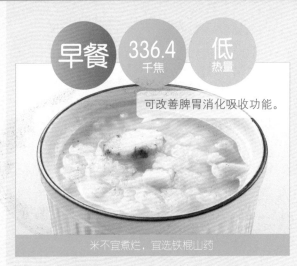

**早餐** **336.4** 千焦 **低** 热量

可改善脾胃消化吸收功能。

米不宜煮烂，宜选铁棍山药

## 山药茯苓粥

**原料** 山药片 20 克，大米 20 克，茯苓、盐各适量。

**做法** 将大米、山药片、茯苓分别洗净，放入砂锅，加适量水，大火烧开，煮成粥，加入盐拌匀即可。

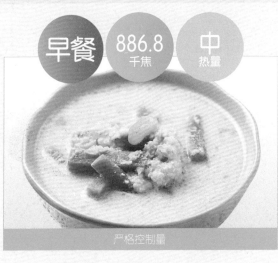

**早餐** **886.8** 千焦 **中** 热量

严格控制量

## 胡萝卜黄豆羹

**原料** 胡萝卜 100 克，黄豆 20 克，盐、葱花各适量，植物油 10 毫升。

**做法** 胡萝卜洗净切段；黄豆浸泡磨碎。油锅烧热，爆香葱花，加入胡萝卜、盐炒至入味。另起锅放豆末烧熟，加入胡萝卜、水煮沸即可。

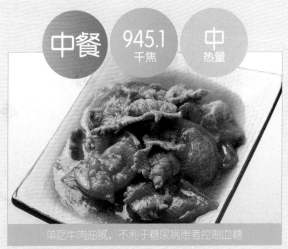

**中餐** **945.1** 千焦 **中** 热量

单吃牛肉油腻，不利于糖尿病患者控制血糖

## 番茄炒牛肉

**原料** 牛里脊肉 100 克，番茄 150 克，黑胡椒粉、盐各适量，橄榄油 10 毫升。

**做法** 番茄洗净切大块；牛肉洗净切片。锅中入油，将牛肉放入煸炒，八成熟后放入番茄，直至牛肉熟透，放入黑胡椒粉、盐调味即可。

# 双耳炒黄瓜

原料 木耳(干) 5 克, 银耳(干) 5 克, 黄瓜 100 克, 葱、姜、盐各适量, 植物油 10 毫升。

做法 银耳、木耳洗净泡发; 黄瓜洗净, 切片, 葱、姜切丝备用。油锅烧热, 爆香葱、姜, 加入银耳、木耳、黄瓜片, 翻炒片刻, 加盐调味即可。

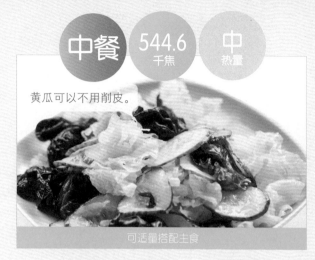

中餐　544.6 千焦　中 热量

黄瓜可以不用削皮。

可适量搭配主食

# 紫菜黄瓜汤

原料 黄瓜 100 克, 紫菜 (干) 3 克, 海米、酱油、盐各适量, 香油 5 毫升。

做法 先将黄瓜洗净切片状备用; 紫菜、海米洗净。锅内加入清水烧沸, 放入黄瓜、海米、盐、酱油, 煮沸后撇浮沫。下入紫菜略煮, 出锅前淋上香油, 调匀即可。

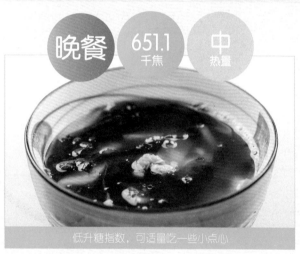

晚餐　651.1 千焦　中 热量

低升糖指数, 可适量吃一些小点心

# 清炒苋菜

原料 苋菜 150 克, 蒜、盐各适量, 植物油 5 毫升。

做法 将苋菜去老梗, 洗净。直接将苋菜与碎蒜放入锅中, 以中火烤苋菜。顺锅边倒入植物油, 翻炒均匀。加盐。以小火将苋菜烧七八分钟, 使汁完全渗出即可。

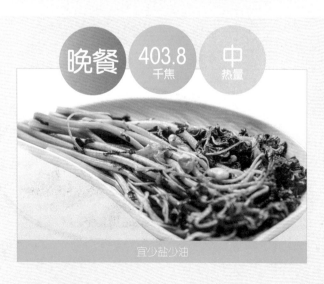

晚餐　403.8 千焦　中 热量

宜少盐少油

星期日

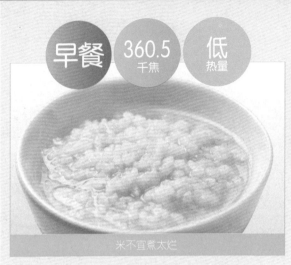

早餐　360.5 千焦　低 热量

## 葛根粥

原料　大米 25 克，葛根适量。

做法　大米与葛根同入砂锅内，加水 250 毫升，用小火煮熟即可。

米不宜煮太烂

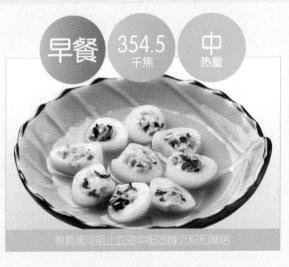

早餐　354.5 千焦　中 热量

## 什锦鹌鹑蛋

原料　鹌鹑蛋 9 个，木耳、豆腐各 15 克，火腿、油菜末、盐、水淀粉各适量，香油 5 毫升。

做法　将食材加盐、香油、水淀粉调匀成馅。熟鹌鹑蛋切开，挖掉蛋黄，填入馅料，上笼蒸 10 分钟取出装盘。

鹌鹑蛋可阻止血液中胆固醇沉积和凝结

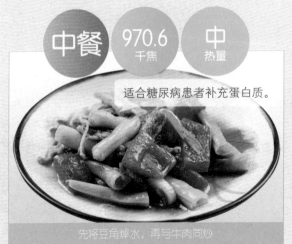

中餐　970.6 千焦　中 热量

## 番茄豆角牛肉

适合糖尿病患者补充蛋白质。

原料　精牛肉 100 克，番茄 100 克，豆角 50 克，葱、姜、蒜、盐、植物油各适量。

做法　牛肉切片；番茄切块；豆角切段。油锅烧热，煸炒葱、姜、蒜、肉片。下番茄、豆角。加水焖煮，加盐即可。

先将豆角焯水，再与牛肉同炒

# 圆白菜炒青椒

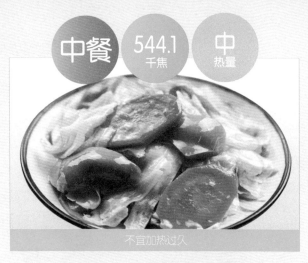

中餐　544.1 千焦　中 热量

不宜加热过久

原料 圆白菜 100 克，胡萝卜 25 克，青椒 25 克，水淀粉、姜、盐、蒜、葱各适量，橄榄油 10 毫升。

做法 圆白菜洗净，撕成片；青椒、胡萝卜洗净切片。油锅烧热，翻炒葱、姜、蒜出香味。入青椒翻炒，再入胡萝卜、圆白菜放盐炒熟。

# 鲜橙一碗香

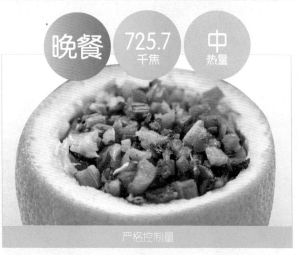

晚餐　725.7 千焦　中 热量

严格控制量

原料 鲜橙 1 个，青鱼 200 克，西蓝花 10 克，胡萝卜 10 克，香菇（干）10 克，笋、姜、葱、盐各适量，橄榄油 10 毫升。

做法 鲜橙切开，挖心。余下所有食材洗净切丁，加姜、葱、盐翻炒。将菜装入橙子碗中，蒸 1~2 分钟即可。

# 番茄鸡蛋汤

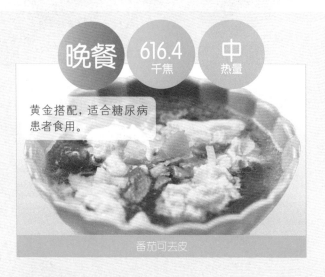

晚餐　616.4 千焦　中 热量

黄金搭配，适合糖尿病患者食用。

番茄可去皮

原料 番茄 150 克，鸡蛋 1 个，葱花、盐各适量，香油 5 毫升。

做法 番茄洗净切片后放锅中翻炒，锅中倒入水，待水开后将打散的鸡蛋倒入，几分钟后放入盐、香油，撒上葱花即可。

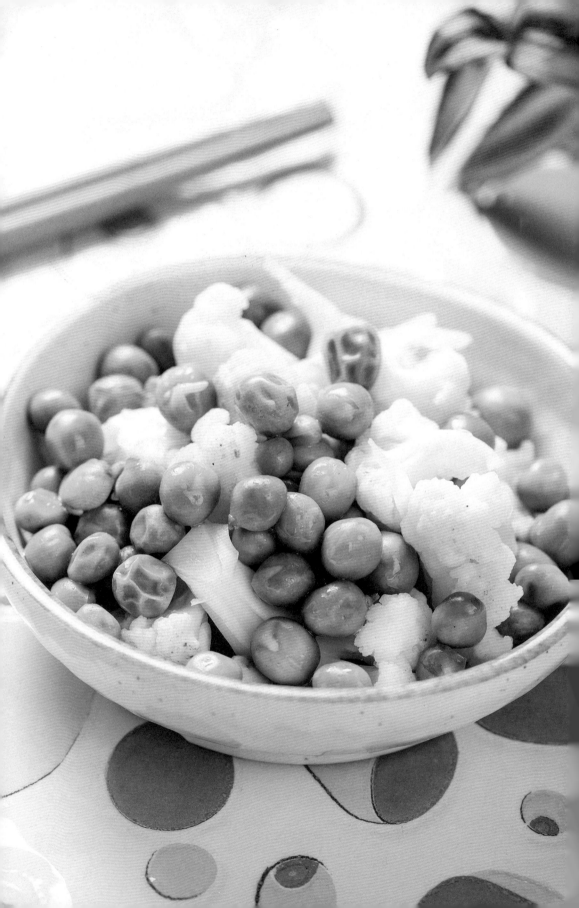

# 第三章

# 大快朵颐，你也可以

很多观点认为，糖尿病患者不能吃很多东西，特别是高糖、高热量食物。但并不是所有的食物都是糖尿病患者的大忌，糖尿病患者也能大快朵颐。主要提供膳食纤维、矿物质、维生素 C 和胡萝卜素的蔬菜；提供蛋白质、B 族维生素、矿物质的肉、蛋、奶、水产类；提供碳水化合物、B 族维生素、膳食纤维的谷物、薯类等，糖尿病患者在日常膳食中，都可以正确选择。

# 蔬菜，降糖效果超赞

## 白灼芥蓝

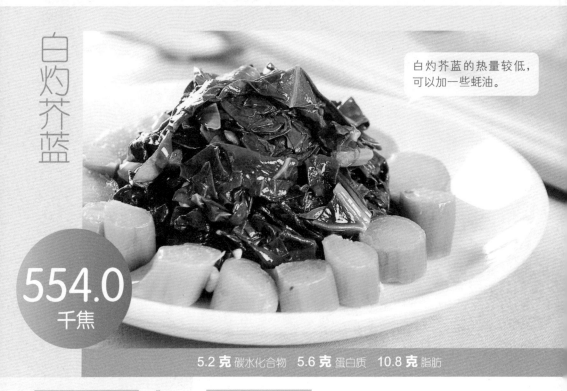

白灼芥蓝的热量较低，可以加一些蚝油。

**554.0** 千焦

5.2 **克** 碳水化合物　5.6 **克** 蛋白质　10.8 **克** 脂肪

### 原料

芥蓝 **200 克**，葱、姜、蒜、生抽 **各适量**，植物油 10 **毫升**。

### 做法

1　芥蓝洗净、切段后放入开水中焯熟，摆盘。

2　将葱、姜、蒜切末。

3　锅内放植物油，将葱末、姜末、蒜末倒入锅中爆香，再放入生抽调汁。

4　将调味汁倒在芥蓝上即可。

芥蓝　低 热量　低[1] 升糖指数

注①：GI 值大于 70 为高升糖指数食物；GI 值在 55~70 之间为中升糖指数食物；GI 值小于 55 为低升糖指数食物。

 芥蓝中的膳食纤维进入胃肠后，能延缓人体对食物中葡萄糖的吸收，降低胰岛素需求量，稳定餐后血糖。芥蓝中的膳食纤维能加快肠道蠕动，有助于消化，防止便秘。

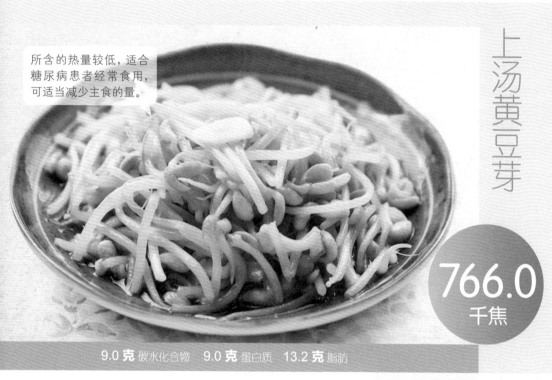

所含的热量较低，适合糖尿病患者经常食用，可适当减少主食的量。

上汤黄豆芽

**766.0**
千焦

**9.0 克** 碳水化合物　　**9.0 克** 蛋白质　　**13.2 克** 脂肪

## 做法

1　黄豆芽洗干净，沥干备用；蒜切片。

2　热锅内放橄榄油，放蒜片爆香。

3　倒入洗净的黄豆芽翻炒片刻，倒入上汤，再翻炒。

4　待豆芽变透明状，加盐翻炒均匀即可。

## 原料

黄豆芽 200 **克**，上汤 100 **毫升**，盐、蒜**各适量**，橄榄油 10 **毫升**。

 黄豆芽所含维生素 $B_1$ 等 B 族维生素有利于能量在体内的代谢。黄豆芽含有的膳食纤维能减少消化系统对糖分的吸收，延缓餐后血糖上升。

黄豆芽

## 563.6 千焦

# 清炒空心菜

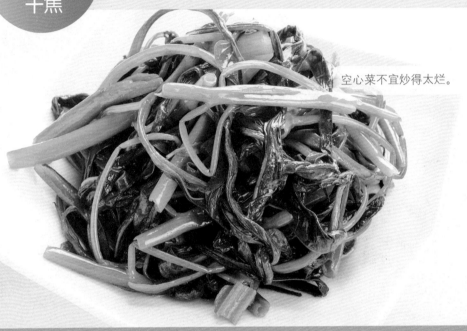

空心菜不宜炒得太烂。

**7.2 克** 碳水化合物　**4.4 克** 蛋白质　**10.6 克** 脂肪

## 原料

空心菜 200 **克**，葱花、蒜末、盐、植物油**各适量**，香油 10 **毫升**。

## 做法

1 将空心菜择洗干净，沥干水分。

2 炒锅置大火上，加植物油烧至七成热时，放入葱花、蒜末炒香。

3 下空心菜炒至刚断生，加盐翻炒。

4 淋香油，装盘即可。

 空心菜含有类似胰岛素的物质，可用于降低血糖，稳定血糖。其菜叶萃取物中含有大量黄酮类物质，其所含槲皮素的抗氧化能力很高，可有效清除血管中的自由基，保持血管的畅通与弹性。

空心菜 低 热量 低 升糖指数

# 紫甘蓝山药

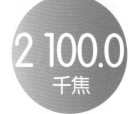

**2 100.0**
千焦

糖尿病患者不适合食用拔丝山药。

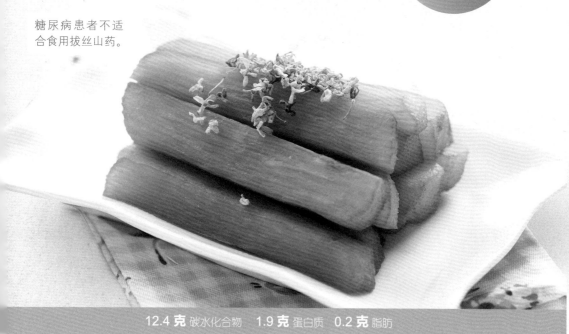

**12.4 克** 碳水化合物　**1.9 克** 蛋白质　**0.2 克** 脂肪

## 做法

1　将山药洗净，上锅蒸熟。蒸熟后晾凉将皮刮掉，切成长条状。

2　将紫甘蓝洗净，切碎，用榨汁机将其打成汁，放入木糖醇。

3　将山药放入紫甘蓝汁内浸泡 1~2 小时至均匀上色。

4　山药码盘后撒上桂花即可。

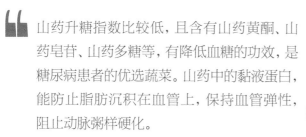
山药升糖指数比较低，且含有山药黄酮、山药皂苷、山药多糖等，有降低血糖的功效，是糖尿病患者的优选蔬菜。山药中的黏液蛋白，能防止脂肪沉积在血管上，保持血管弹性，阻止动脉粥样硬化。

## 原料

山药 100 **克**，紫甘蓝 100 **克**，桂花 5 **克**，木糖醇 **适量**。

紫甘蓝

山药

# 795.6 千焦

# 青椒土豆丝

土豆的热量并不很低，建议适量食用，并相应减少主食的量。

**22.6 克** 碳水化合物　**3.0 克** 蛋白质　**10.4 克** 脂肪

## 原料

青椒 100 **克**，土豆 100 **克**，盐 3 **克**，植物油 10 **毫升**。

## 做法

1　土豆去皮，洗净切丝，放在水中浸泡，入锅前从水中捞出沥干。

2　青椒洗净，切丝。

3　锅中倒入植物油，待植物油热后放入青椒丝煸炒至香味，再倒入土豆丝翻炒至熟，加盐炒匀即可。

**土豆** 中 热量　中 升糖指数

**青椒** 低 热量　低 升糖指数

青椒中含有的辣椒素具有促进葡萄糖利用，增加胰岛素敏感性及降脂等药理功效。青椒中富含的维生素 C 可抵抗氧化应激，预防胰岛素抵抗和胰腺 β 细胞功能受损。

# 苦瓜炒胡萝卜

**651.6** 千焦

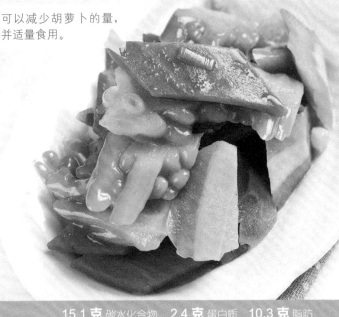

可以减少胡萝卜的量，并适量食用。

**15.1 克** 碳水化合物　**2.4 克** 蛋白质　**10.3 克** 脂肪

## 做法

1　苦瓜洗净，纵向切成两半，去瓤，切片。

2　胡萝卜削皮洗净，切成薄片。

3　锅内加植物油烧热，放入苦瓜片和胡萝卜片，大火快炒5分钟。

4　加入盐，转中火炒匀即可盛出，撒上葱花即可。

> 苦瓜含一种类胰岛素物质，能使血液中的葡萄糖转换为热量，降低血糖，故一些人称苦瓜为"植物胰岛素"。长期食用，可以减轻人体胰腺的负担。

## 原料

苦瓜 100 **克**，胡萝卜 100 **克**，葱花、盐**各适量**，植物油 10 **毫升**。

胡萝卜
 中 热量
 低 升糖指数

苦瓜
 低 热量
 低 升糖指数

**342.5** 千焦

# 山楂汁拌黄瓜

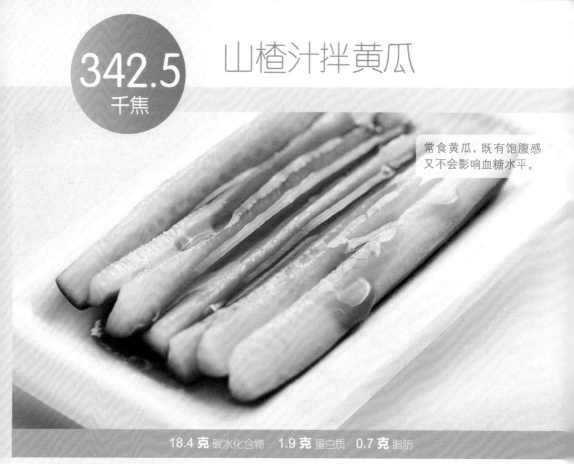

常食黄瓜，既有饱腹感又不会影响血糖水平。

**18.4 克** 碳水化合物　**1.9 克** 蛋白质　**0.7 克** 脂肪

## 原料

小嫩黄瓜 **200 克**，山楂 **50 克**。

## 做法

1　先将小嫩黄瓜洗净，然后切成条状。

2　山楂洗净，放入锅中加水 200 毫升，煮约 15 分钟，取汁液 100 毫升。

3　黄瓜条入锅中加水略焯，捞出盛盘。

4　山楂汁在小火上慢熬至浓稠，倒在黄瓜条上拌匀即可。

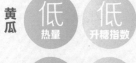

黄瓜　低 热量　低 升糖指数

山楂　中 热量　低 升糖指数

山楂能活血通脉，降低血脂，抗动脉硬化，改善心脏活力，兴奋中枢神经系统，有预防糖尿病血管并发症的作用；黄瓜的热量极低，对血糖影响较小。

# 炒二冬

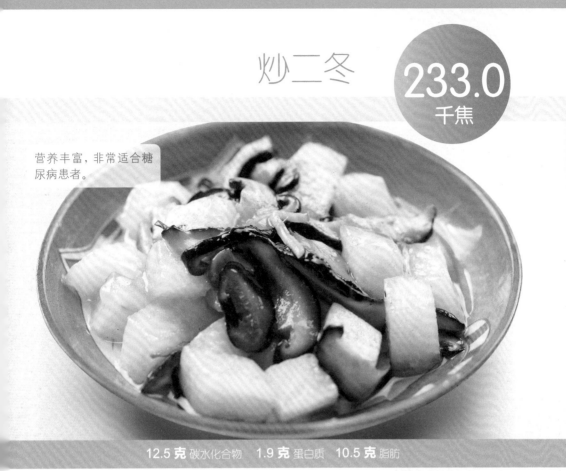

**233.0**
千焦

营养丰富，非常适合糖尿病患者。

12.5 **克** 碳水化合物　1.9 **克** 蛋白质　10.5 **克** 脂肪

## 做法

1 冬瓜洗净去皮，切成小块；冬菇水发后切成薄片，放入沸水中焯一下；葱、姜切丝备用。

2 锅内放植物油烧至五成热，放入葱、姜丝煸炒出味。

3 下入冬瓜、冬菇，翻炒片刻，加盐调味。

4 用水淀粉勾芡即可。

> 冬瓜含有的丙醇二酸能抑制淀粉、糖类转化为脂肪，防止体内脂肪堆积，尤其适合糖尿病、高血压、冠心病患者食用。冬瓜润肠通便，可辅助治疗糖尿病并发便秘。

## 原料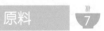

冬瓜 **200 克**，冬菇 **5 克**，葱、姜、盐、水淀粉**各适量**，植物油 **10 毫升**。

冬瓜  低 热量  低 升糖指数

冬菇  中 热量  低 升糖指数

## 422.8 千焦

# 凉拌马齿苋

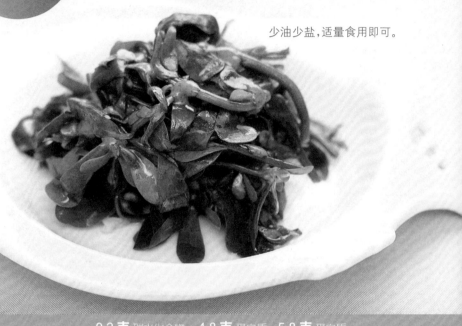

少油少盐，适量食用即可。

9.2 克 碳水化合物　4.8 克 蛋白质　5.8 克 蛋白质

### 原料

马齿苋 200 克，生抽、盐、醋、香油各适量。

### 做法

1　将马齿苋洗净，焯水。

2　挤掉多余水分，剁碎装盘。

3　将盐、生抽、醋、香油倒入盘中拌匀即可。

马齿苋含有大量去甲肾上腺素，能促进胰腺分泌胰岛素，调节人体糖代谢，对降低血糖浓度、保持血糖稳定有辅助作用。

马齿苋  低 热量 低 升糖指数

# 香菇炒芹菜

**609.6** 千焦

本品补气益胃，解毒降压。

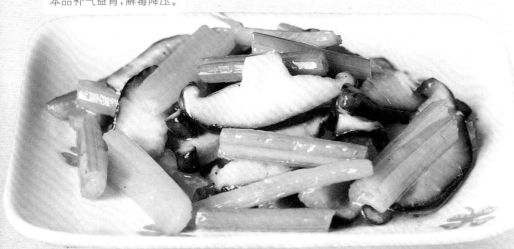

**11.6 克** 碳水化合物　**3.5 克** 蛋白质　**10.5 克** 脂肪

## 做法

1　香菇洗净后切片；芹菜择洗干净，斜切成段；姜切丝。

2　将香菇片、芹菜段同入沸水锅中焯透，捞出，控干水。

3　炒锅上火，放植物油、姜丝爆香，下香菇、芹菜段煸炒。

4　加酱油、盐，用水淀粉勾芡，翻炒均匀，出锅盛入盘内即可。

**原料**

香菇 **50 克**，芹菜 **200 克**，水淀粉、酱油、盐、姜**各适量**，植物油 **10 毫升**。

" 香菇中含有较丰富的硒，能降低血糖，改善糖尿病症状；芹菜富含膳食纤维，能阻碍消化道对糖的吸收，有降血糖作用。芹菜中的黄酮类物质，可改善微循环，促进糖在肌肉和组织中的转化。"

香菇　  低 热量　 低 升糖指数

芹菜　 低 热量　 低 升糖指数

# 红肠炖竹荪

**1072.2** 千焦

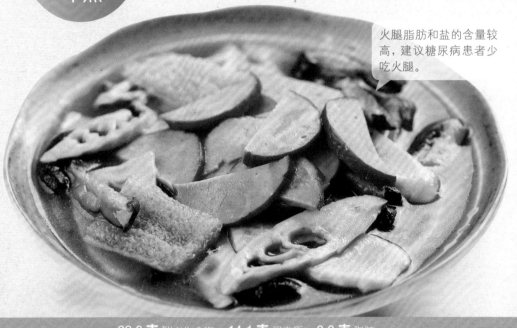

火腿脂肪和盐的含量较高，建议糖尿病患者少吃火腿。

**22.0 克** 碳水化合物　　**14.1 克** 蛋白质　　**9.0 克** 脂肪

## 原料

香菇 50 克，竹荪 50 克，火腿片 20 克，笋片 50 克，水淀粉、植物油、高汤、酱油、盐各适量。

## 做法

1　竹荪泡发后洗净，切成段待用；将鲜香菇去杂质，洗净切厚片。

2　炒锅上火，加植物油，将竹荪、香菇、笋片一起下锅略炒片刻。

3　加酱油、盐炒一会儿，再加高汤烧沸后，改为小火焖至竹荪熟而入味，勾芡，装入盘内，放上火腿片即可。

> 香菇中含有较丰富的硒，能降低血糖；竹荪可补气益肾、降脂减肥，并可用作高血压、血脂异常等病症的辅助食疗方。香菇与竹荪搭配，香气浓郁，丰富的膳食纤维可帮助胃肠蠕动。

香菇  低 热量　低 升糖指数

竹荪  低 热量　 低 升糖指数

# 素烧茄子

**633.6 千焦**

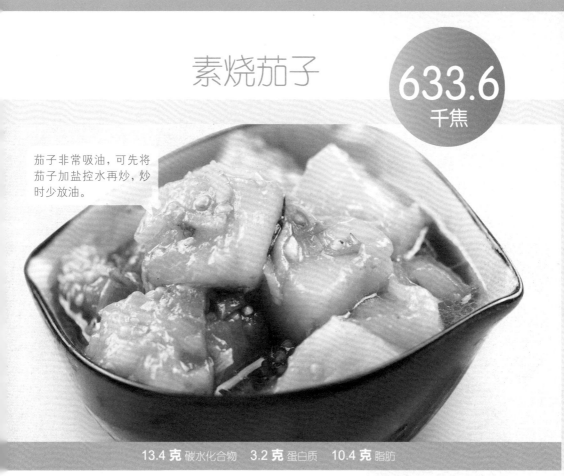

茄子非常吸油，可先将茄子加盐控水再炒，炒时少放油。

**13.4 克** 碳水化合物　**3.2 克** 蛋白质　**10.4 克** 脂肪

## 做法

1　圆茄子去皮切成 2 厘米见方的块，放盐挤干水分；葱、姜洗净切丝。

2　锅内放植物油烧热，放葱丝、姜丝炝锅。

3　放入茄子、少许高汤，加锅盖稍焖。

4　加入盐翻炒，出锅即可。

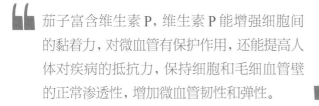

茄子富含维生素 P，维生素 P 能增强细胞间的黏着力，对微血管有保护作用，还能提高人体对疾病的抵抗力，保持细胞和毛细血管壁的正常渗透性，增加微血管韧性和弹性。

## 原料

圆茄子 **200 克**，植物油、葱、姜、盐、高汤**各适量**。

圆茄子 低 热量 低 升糖指数

**629.6 千焦**

# 太极西蓝花

菜花热量很低，并能很快给予饱足感。

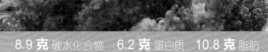

**8.9 克** 碳水化合物　**6.2 克** 蛋白质　**10.8 克** 脂肪

## 原料

西蓝花 **100 克**，菜花 **100 克**，植物油、水淀粉、盐**各适量**。

## 做法

1　西蓝花、菜花洗净，切成小朵，分别用沸水焯一下，待用。

2　锅内倒入植物油，放入西蓝花翻炒片刻，用盐调味。

3　再用水淀粉勾芡，取出装盘。

4　用同样的方法再将菜花炒熟，码入西蓝花上面即可。

**西蓝花**　低 热量　低 升糖指数

**菜花**　低 热量　低 升糖指数

菜花所含的维生素 K，可以保护血管壁，使血管壁不易破裂；西蓝花富含类黄酮，可预防心血管并发症。菜花和西蓝花都富含膳食纤维，可以延缓血糖升高。

# 凉拌莴笋

**309.8** 千焦

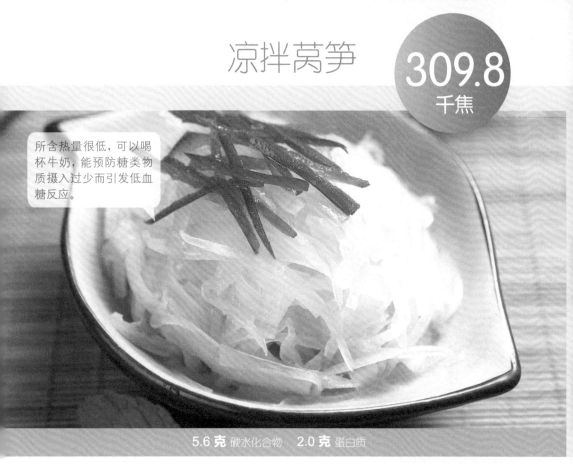

所含热量很低，可以喝杯牛奶，能预防糖类物质摄入过少而引发低血糖反应。

**5.6 克** 碳水化合物　**2.0 克** 蛋白质

## 做法

1　莴笋洗净切丝，加盐略腌，出水后，把水挤净，放入盘中。

2　在莴笋上加入香油、盐。

3　按个人口味加入一点儿醋、辣椒油和蒜末。

4　加红辣椒配色亦可。

## 原料

莴笋 **200 克**，红椒 **10 克**，盐、辣椒油、蒜末、香油、醋 **各适量** 。

莴笋含有较多的烟酸，烟酸是胰岛素的激活剂，可改善糖的代谢功能。莴笋中的钾离子具有预防糖尿病并发症的作用。

莴笋

## 1106.8 千焦

# 秋梨三丝

秋天食用可缓解秋燥。

**17.8 克** 碳水化合物　**6.2 克** 蛋白质　**20.6 克** 脂肪

## 原料

海蜇头 **50 克**，秋梨 **100 克**，芹菜 **100 克**，香油、盐各适量。

海蜇头

秋梨

芹菜

## 做法

1 海蜇头用水泡三四个小时后洗净，切细丝。

2 芹菜、秋梨洗净均切细丝。

3 将海蜇丝、芹菜丝、秋梨丝放入同一个碗中。

4 加入盐、香油拌匀即可。

梨富含膳食纤维和维生素，消痰润燥；芹菜富含膳食纤维，能阻碍消化道对糖的吸收，有降血糖作用。芹菜所含的黄酮类物质，可促进糖在肌肉和组织中的转化。

# 山药枸杞煲苦瓜

**814.8**
千焦

本品能防止餐后血糖升高，提高糖耐量。

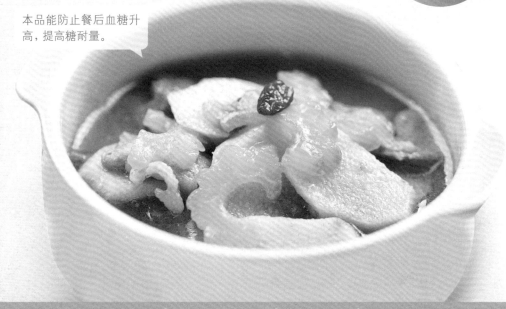

**18.0 克** 碳水化合物　　**13.1 克** 蛋白质　　**8.4 克** 脂肪

## 做法

1 山药去皮，洗净切片；苦瓜、猪瘦肉切片；葱、姜切末。

2 锅中放植物油烧至温热，放入肉片、葱姜末一起煸炒。

3 待炒出香味后加入适量鸡汤，放入山药片、枸杞子以及各种调料，用大火煮。

4 水开后改用中火煮，10 分钟后再放入苦瓜片翻炒即可。

 苦瓜含一种类胰岛素物质，能使血液中的葡萄糖转换为热量；山药与苦瓜同食具降血糖的功效；枸杞子含枸杞多糖，能增强 2 型糖尿病患者对胰岛素的敏感性，降低血糖水平。

## 原料

猪瘦肉 **50 克**，苦瓜 100 **克，山药 100 克**，枸杞子、盐、白胡椒、葱、姜、鸡汤**各适量**，植物油 5 **毫升**。

山药

苦瓜

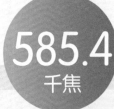

585.4
千焦

# 蒜泥茄子

凉拌茄子是糖尿病患者很好的选择。

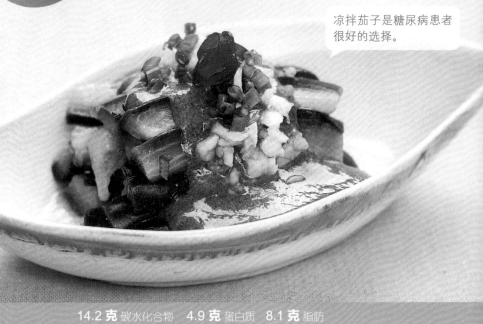

**14.2 克** 碳水化合物　**4.9 克** 蛋白质　**8.1 克** 脂肪

## 原料

长茄子 200 **克**，蒜、红椒、葱、盐、陈醋、酱油、芝麻酱**各适量**。

## 做法

1　蒜、红椒洗净切碎；葱切成葱花。

2　茄子蒸熟后切成条状盛盘。

3　芝麻酱加水调匀，放入蒜末、盐、陈醋、酱油拌匀，倒在茄子上，用红椒碎、葱花点缀即可。

茄子脂肪和热量极低，适于糖尿病患者食用。茄子富含维生素 P，维生素 P 能增强细胞间的黏着力，对微血管有保护作用；蒜中硒含量较多，对人体胰岛素的合成可起到一定的作用。

茄子

低 热量　低 升糖指数

# 香菇青菜

 **642.6** 千焦

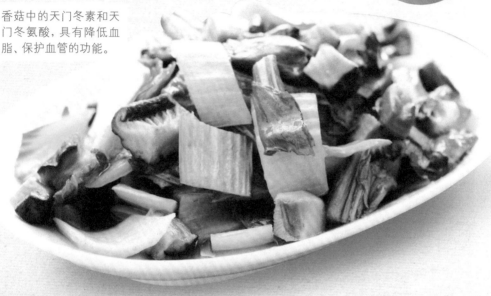

香菇中的天门冬素和天门冬氨酸，具有降低血脂、保护血管的功能。

**12.7 克** 碳水化合物 　**4.9 克** 蛋白质 　**10.8 克** 脂肪

## 做法

1 香菇、木耳洗净，切片；姜切末。

2 青菜洗净，从中间切开，根部和叶子分开放置。

3 油锅烧热，放姜末炒出香味，放木耳、香菇翻炒片刻，再放入青菜根部翻炒。

4 放盐调味，放青菜叶，稍微翻炒几下即可。

## 原料

**香菇 50 克**，**青菜 150 克**，**泡发木耳 50 克**，植物油、姜、**盐各适量**。

 香菇中含有较丰富的硒，能降低血糖，改善糖尿病症状，还含有丰富的膳食纤维，经常食用能降低血液中的胆固醇；青菜不但是低碳水化合物蔬菜，还含有大量膳食纤维。

香菇   低 热量  低 升糖指数

青菜  低 热量  低 升糖指数

# 姜汁豇豆

**451.8 千焦**

姜可以改善糖尿病所伴随的脂质代谢紊乱。

**11.6 克** 碳水化合物　　**5.4 克** 蛋白质　　**5.4 克** 脂肪

## 原料

长豇豆 200 **克**，姜 20 **克**，香油、醋、盐**各适量**。

## 做法

1 长豇豆洗净，去两端，切成约 6 厘米长的段。

2 将豇豆段放入沸水汤锅烫至刚熟时捞起。

3 姜去皮，剁成姜末，和醋调成姜汁。

4 将豇豆、姜汁、盐倒入碗中，淋上香油，拌匀后装盘即可。

豇豆 **低** 热量 **低** 升糖指数

姜辣素是姜中的主要活性成分，能降低血糖，减少糖尿病并发症。姜能激活肝细胞，缓解糖尿病性、酒精性脂肪肝。豇豆中含有烟酸，是天然的血糖调节剂。

# 双菇豆腐

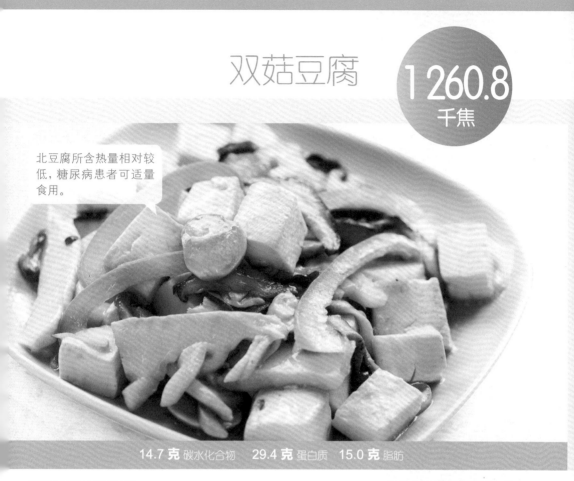

## 1260.8 千焦

北豆腐所含热量相对较低，糖尿病患者可适量食用。

**14.7 克** 碳水化合物　**29.4 克** 蛋白质　**15.0 克** 脂肪

## 做法

1 香菇、草菇、冬笋洗净切片；青椒洗净切丝；葱、姜切丝。

2 北豆腐切丁；将锅中入水加盐烧沸，下入豆腐焯烫，捞出备用。

3 油锅烧热，下葱、姜煸香，依次加入香菇、冬笋、草菇翻炒。

4 放入北豆腐，加清水烧片刻；加盐、青椒，淋水淀粉勾芡。

> 草菇所含淀粉量少，能减慢人体对碳水化合物的吸收。丰富的硒能降低血糖，改善糖尿病症状；香菇还有降压降脂的功效。双菇豆腐清淡咸香，营养丰富，是糖尿病患者的佳肴。

## 原料

北豆腐 **200 克**，香菇 **50 克**，草菇 **50 克**，冬笋 **50 克**，青椒 **50 克**，水淀粉、葱、姜、盐、植物油**各适量**。

香菇   低 热量　低 升糖指数

豆腐   中 热量　低 升糖指数

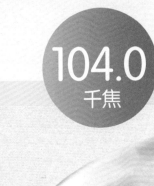

**104.0**
**千焦**

# 素烧冬瓜

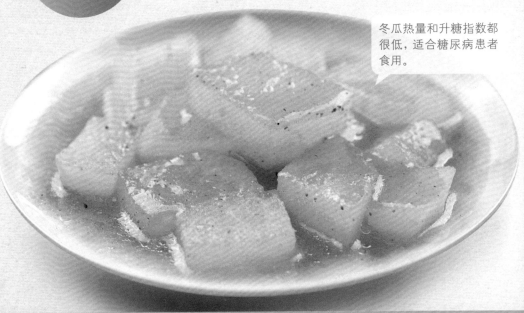

冬瓜热量和升糖指数都很低，适合糖尿病患者食用。

**5.2 克** 碳水化合物　　**0.8 克** 蛋白质　　**10.4 克** 脂肪

## 原料

冬瓜 **200 克**，清汤、植物油、葱、水淀粉、姜、**盐各适量**。

## 做法

1 冬瓜去皮后洗净切块；姜切大片；葱切段。

2 冬瓜块用沸水焯一下，待断生时捞出。

3 锅内放植物油烧热，姜片、葱段炒香，倒入清汤烧开，捞出葱段、姜片，放入冬瓜烧制。

4 锅内余汁用水淀粉勾薄芡，加盐炒匀即可。

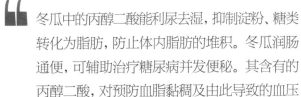

冬瓜中的丙醇二酸能利尿去湿，抑制淀粉、糖类转化为脂肪，防止体内脂肪的堆积。冬瓜润肠通便，可辅助治疗糖尿病并发便秘。其含有的丙醇二酸，对预防血脂黏稠及由此导致的血压升高有利。

冬瓜 低 热量 低 升糖指数

# 烧平菇

## 571.6 千焦

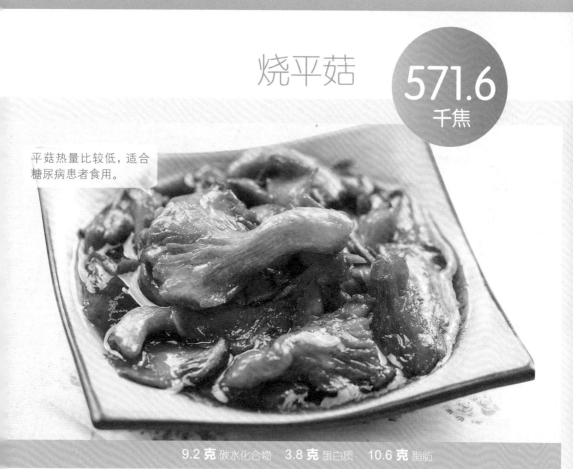

平菇热量比较低，适合糖尿病患者食用。

**9.2 克** 碳水化合物　　**3.8 克** 蛋白质　　**10.6 克** 脂肪

## 做法

1 平菇去杂质，洗净切片；葱切小段，姜块拍松。

2 炒锅放植物油烧热，放入葱段、姜块炒香。

3 放入平菇，加酱油，烧沸后小火焖 10 分钟，大火收汁。

4 平菇装盘，浇上锅中汤汁即可。

## 原料

平菇 **200 克**，葱、姜、酱油**各适量**，植物油 10 **毫升**。

> 平菇中的硒，能降低血糖，改善糖尿病症状。平菇中的天门冬素和天门冬氨酸，具有降低血脂、保护血管的功能。平菇还含有丰富的膳食纤维，常食用能降低血液中的胆固醇，防止血管硬化。

平菇  低 热量  低 升糖指数

# 凉拌豇豆

**454.8** 千焦

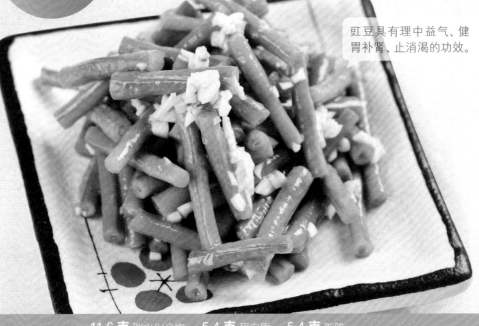

豇豆具有理中益气、健胃补肾、止消渴的功效。

**11.6 克** 碳水化合物　　**5.4 克** 蛋白质　　**5.4 克** 脂肪

## 原料

长豇豆 200 **克**，蒜末、醋、盐**各适量**，香油 5 **毫升**。

## 做法

1 长豇豆洗净，去两端，切成 6 厘米长的段。

2 将豇豆段放入沸水汤锅烫至刚熟时捞起，晾凉。

3 将豇豆倒入盘中，加上蒜末。

4 加醋、盐、香油适量，拌匀即可食用。

> 豇豆中的烟酸是天然的血糖调节剂，其磷脂有促进胰岛素分泌，参加糖代谢的作用。豇豆中含有锰，锰是抗氧化剂的一种，能预防癌症和心脏病，还可预防更年期女性的骨质疏松症。

豇豆 低热量 低升糖指数

# 木耳白菜

**577.1**
千焦

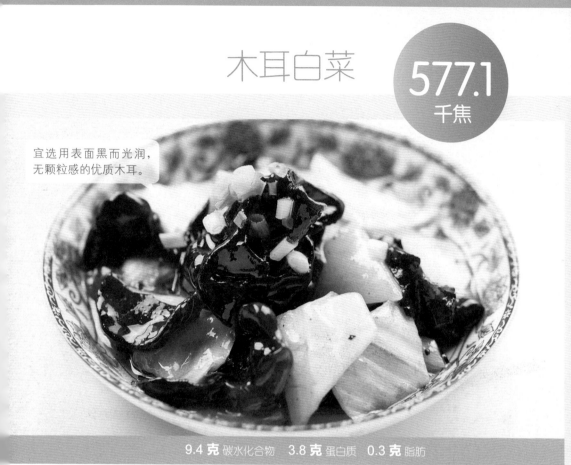

宜选用表面黑而光润，无颗粒感的优质木耳。

**9.4 克** 碳水化合物　**3.8 克** 蛋白质　**0.3 克** 脂肪

## 做法

1 木耳洗净；大白菜去菜叶，洗净，将菜帮切成小斜片。

2 炒锅放植物油，加花椒粉、葱段炝锅。

3 下白菜煸炒至油润透亮。

4 放入木耳，加酱油、盐煸炒，快熟时，用水淀粉勾芡出锅，撒上葱花即可。

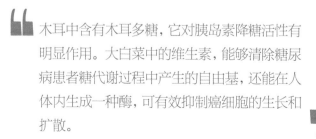
木耳中含有木耳多糖，它对胰岛素降糖活性有明显作用。大白菜中的维生素，能够清除糖尿病患者糖代谢过程中产生的自由基，还能在人体内生成一种酶，可有效抑制癌细胞的生长和扩散。

## 原料

木耳 **50 克**，大白菜 **200 克**，植物油、水淀粉、花椒粉、葱段、盐、酱油、葱花**各适量**。

木耳
 中 热量
 低 升糖指数

大白菜
 低 热量
 低 升糖指数

# 清炒魔芋丝

**706.1** 千焦

魔芋是一种低脂、低糖、低热量、无胆固醇的优质膳食纤维食物。

6.7克 碳水化合物　　3.3克 蛋白质　　15.0克 脂肪

## 原料

魔芋200克，火腿10克，植物油、水淀粉、葱、姜、盐各适量。

## 做法

1 魔芋洗净切丝；火腿切丝。

2 葱、姜洗净，分别切丝备用。

3 锅内倒植物油烧热，放入葱姜丝、火腿炒香。

4 加入魔芋丝、盐，炒入味，用水淀粉勾芡。

魔芋是高水分、高膳食纤维的食物，大量膳食纤维在进入胃时可吸收糖类，直接进入小肠，在小肠内抑制糖类的吸收，有效降低餐后血糖。其所含的葡甘露聚糖，能吸收胆固醇，有效降低血脂。

魔芋
 低 热量
 低 升糖指数

火腿
 中 热量
 中 升糖指数

# 莴笋炒山药

**647.1** 千焦

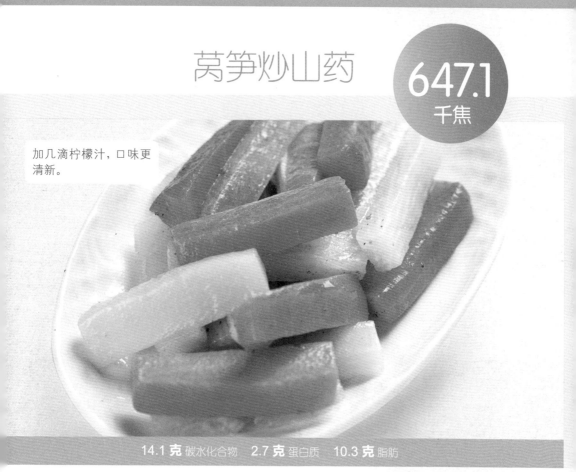

加几滴柠檬汁，口味更清新。

**14.1 克** 碳水化合物 **2.7 克** 蛋白质 **10.3 克** 脂肪

## 做法

1 山药、莴笋、胡萝卜分别洗净，去皮，切长条，用水焯一下。

2 锅内入植物油烧热，放入原料，加其他调料炒匀即可。

> 山药、莴笋都是含钾丰富的食物。莴笋中无机盐、维生素含量较丰富，尤其是含有较多的烟酸。烟酸是胰岛素的激活剂，糖尿病患者经常吃些莴笋，可改善糖代谢功能。

## 原料

山药 **50 克**，莴笋 **100 克**，胡萝卜 **50 克**，盐、胡椒粉、植物油**各适量**。

| 山药 |  中 热量 |  低 升糖指数 |
| --- | --- | --- |
| 胡萝卜 |  中 热量 |  低 升糖指数 |
| 莴笋 |  低 热量 |  低 升糖指数 |

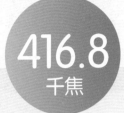

**416.8 千焦**

# 蒜姜拌菠菜

此菜热量很低。糖尿病患者可吃几粒花生米或喝一些牛奶，能预防低血糖反应。

**9.0 克** 碳水化合物　　**5.2 克** 蛋白质　　**5.6 克** 脂肪

## 原料 7

菠菜 **200 克**，姜、蒜、香油、白芝麻、盐、醋 **各适量**。

## 做法

1 蒜、姜切末。

2 菠菜洗净，稍焯后切大段。

3 将蒜末、姜末、香油、白芝麻、盐、醋淋在菠菜上即可。

菠菜

菠菜中含有较多的胡萝卜素等微量元素，能稳定血糖。菠菜含有大量的膳食纤维，利于排出肠道中的有毒物质，润肠通便，对糖尿病并发便秘患者有益。

# 麻婆猴头菇

**360.8 千焦**

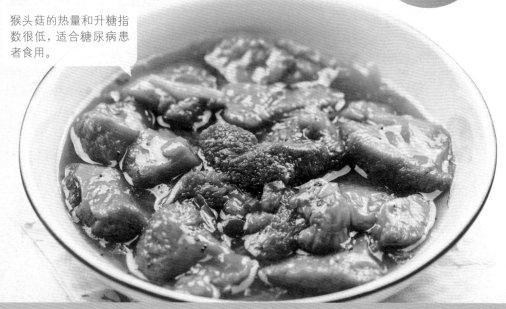

猴头菇的热量和升糖指数很低，适合糖尿病患者食用。

9.8 **克** 碳水化合物　4.0 **克** 蛋白质　5.4 **克** 脂肪

## 做法

1 葱、姜切丝；淀粉加水调成水淀粉；红辣椒去子洗净，切成末。

2 猴头菇洗净后切成小块，加水和葱丝、姜丝煮 5 分钟，捞出控水。

3 油锅下葱丝、姜丝、红辣椒炝锅，放猴头菇略炒，加水烧开，再加酱油、盐，小火煮 5 分钟。最后用水淀粉勾芡，撒入花椒粉即可。

猴头菇所含的猴头菇多糖具有明显的降血糖功效。猴头菇含有的不饱和脂肪酸，能降低血液中胆固醇含量，有利于高血压、心血管疾病的治疗。

## 原料

猴头菇 **200 克**，植物油、酱油、淀粉、葱、姜、红辣椒、花椒粉、**盐各适量**。

猴头菇 低 热量 低 升糖指数

# 豆腐干拌大白菜

**632.8** 千焦

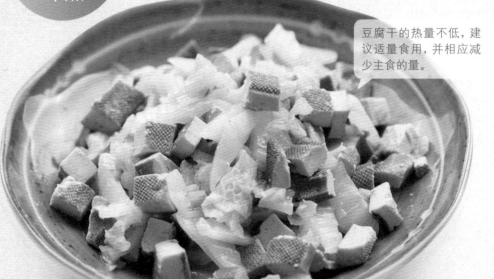

豆腐干的热量不低，建议适量食用，并相应减少主食的量。

**12.2 克** 碳水化合物　　**11.1 克** 蛋白质　　**7.0 克** 脂肪

## 原料

豆腐干 **50 克**，大白菜 **200 克**，盐 **2 克**，香油 **5 毫升**。

## 做法

1. 豆腐干洗净，用开水浸烫后捞出，切丁。

2. 大白菜洗净，放入沸水锅中焯一下，在冷开水中浸凉，沥净水分，切成小片儿。

3. 将豆腐干碎丁和大白菜小片儿装入盘内。

4. 加入盐，浇上香油，拌匀即可。

豆腐干 中 热量　低 升糖指数

大白菜 低 热量　低 升糖指数

> 大白菜热量低，所含膳食纤维有利于肠道蠕动和废物的排出，可以延缓餐后血糖上升。大白菜搭配肉片或者豆腐等，可使营养素相互补充，提高菜肴的营养价值。

# 煎番茄

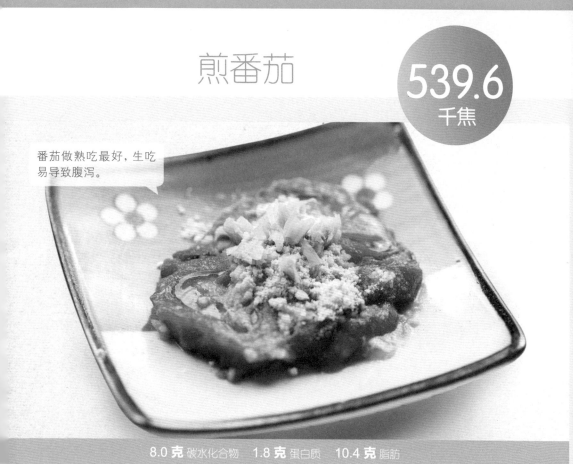

539.6
千焦

番茄做熟吃最好，生吃易导致腹泻。

8.0 **克** 碳水化合物　**1.8 克** 蛋白质　**10.4 克** 脂肪

## 做法

1　将面包粉放入平底锅内，烤成焦黄色。

2　番茄用开水焯烫一下，剥去皮，切成薄片。

3　油锅烧热，放入番茄煎至两面焦黄，盛入小盘。

4　撒上面包粉、熟芹菜末即可。

## 原料

番茄 **200 克**，面包粉、熟芹菜末**各适量**，植物油 **10 毫升**。

番茄热量低，含有胡萝卜素、B 族维生素和维生素 C，其番茄红素的含量居蔬菜之冠。还有抗血小板凝结的作用，可降低 2 型糖尿病患者由于血小板的过分黏稠而发生心血管并发症的风险。

番茄　低 热量　低 升糖指数

# 炖五香黄豆

**1815.8** 千焦

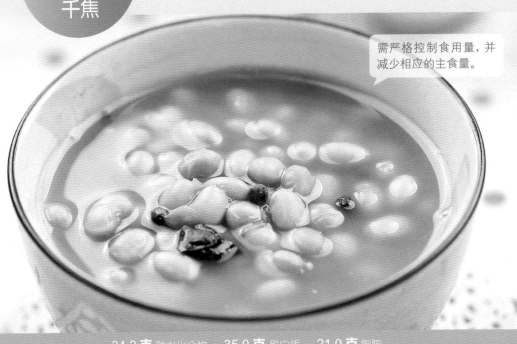

需严格控制食用量，并减少相应的主食量。

**34.2 克** 碳水化合物　　**35.0 克** 蛋白质　　**21.0 克** 脂肪

## 原料

黄豆 100 **克**，葱、姜、花椒、桂皮、八角、盐**各适量**，香油 5 **毫升**。

## 做法

1　将黄豆去杂，用温水浸泡 4~5 小时，淘洗干净。

2　葱、姜洗净，切碎末。

3　砂锅置大火上，放入水和黄豆烧沸，撒入八角、花椒、桂皮、葱末和姜末。

4　用小火炖至熟烂，加入盐烧至入味，淋上香油即可。

 黄豆是高营养食物，其含有丰富的营养元素，具有增强机体免疫功能、防止血管硬化、治缺铁性贫血、降糖降脂的功效。黄豆中所含的不饱和脂肪酸还可以减少血液中的胆固醇。

黄豆  中 热量  低 升糖指数

# 蒜蓉炒生菜

## 501.6 千焦

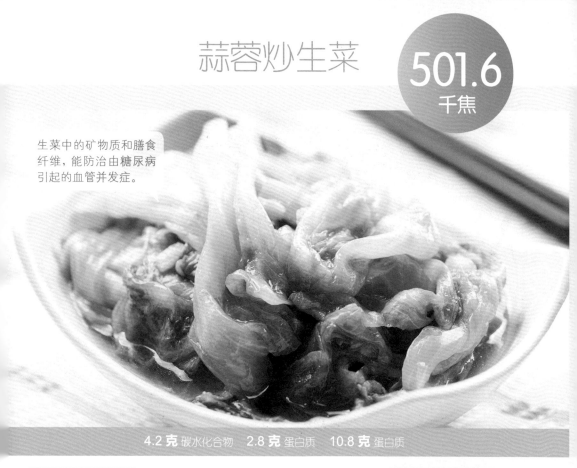

生菜中的矿物质和膳食纤维，能防治由糖尿病引起的血管并发症。

**4.2 克** 碳水化合物    **2.8 克** 蛋白质    **10.8 克** 蛋白质

## 做法

1  生菜流水冲洗，减少农药残留，拣好，洗净沥干；蒜洗净。

2  蒜拍扁切碎。

3  油锅烧热爆香蒜蓉，倒入生菜快炒。

4  加盐炒匀即可。

## 原料

生菜 **200 克**，蒜、盐**各适量**，植物油 **10 毫升**。

>
>
> 生菜中富含钙、钾、铁等矿物质和膳食纤维，可降血糖，减缓餐后血糖上升。同时，膳食纤维和维生素，能消除体内多余脂肪，对糖尿病并发肥胖患者大有裨益。

生菜  低 热量  低 升糖指数

# 黄花菜炒黄瓜

**679.0** 千焦

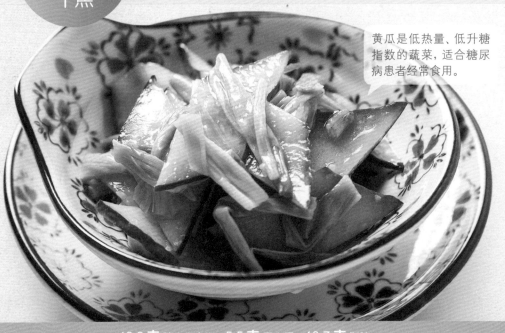

黄瓜是低热量、低升糖指数的蔬菜，适合糖尿病患者经常食用。

**12.8 克** 碳水化合物　**5.5 克** 蛋白质　**10.7 克** 脂肪

## 原料

黄花菜 **20 克**，黄瓜 **200 克**，植物油、盐**各适量**。

## 做法

1 黄瓜洗净，切片。

2 黄花菜去硬梗，漂洗干净，焯水。

3 锅中倒入油烧热，倒入黄花菜、黄瓜，快速翻炒至熟透时，加盐调味即可。

**黄花菜**

**黄瓜**

> 黄瓜热量低、含水量高，非常适合糖尿病患者食用。黄瓜中所含的葡萄糖苷、果糖等不参与通常的糖代谢，故对血糖影响较小。

# 绿色沙拉

**410.2**
千焦

可选用紫叶生菜，具有延缓衰老的功效。

**22.1 克** 碳水化合物　　**3.1 克** 蛋白质　　**0.7 克** 脂肪

## 做法

1. 芦笋切段，下沸水锅焯熟，沥干；木耳焯熟。

2. 生菜洗净，用手撕成小片；苹果去皮切片；酸黄瓜切小丁。

3. 猕猴桃去皮对切，一半放入榨汁机中；另一半切成小块。

4. 将猕猴桃汁、酸黄瓜丁、柠檬汁和蜂蜜放入小碗。

5. 将芦笋、生菜、苹果、木耳放入碗中，撒上猕猴桃果肉即可。

> 芦笋含的香豆素有降低血糖的作用。芦笋中的铬含量高，这种微量元素可以调节血液中脂肪与糖分的浓度。另外，猕猴桃中富含维生素 C，有助于糖尿病患者增强抗感染的能力。

## 原料

芦笋 **100 克**，猕猴桃 **半个**，生菜 **50 克**，苹果 **1/4 个**，酸黄瓜、木耳 **各 5 克**，柠檬汁、蜂蜜 **各适量**。

生菜

芦笋

# 西芹百合

**822.1** 千焦

宜用鲜百合，具有养心安神、润肺止咳的功效。

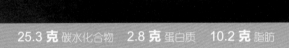

25.3 **克** 碳水化合物　2.8 **克** 蛋白质　10.2 **克** 脂肪

## 原料

**西芹** 150 **克**，**鲜百合** 50 **克**，**水淀粉**、**盐各适量**，**植物油** 10 **毫升**。

## 做法

1 西芹择去筋，洗净，切成较薄的段；鲜百合去蒂后洗净，掰成片。

2 锅内放植物油，烧热，下西芹炒至五成熟。

3 加鲜百合、盐炒熟，用水淀粉勾薄芡即可。

 芹菜富含膳食纤维，能延缓消化道对糖的吸收，有降血糖的作用。芹菜中的黄酮类物质，可改善微循环，适宜糖尿病患者经常食用。

西芹  低 热量　低 升糖指数

# 蛰皮金针菇

**588.8**
千焦

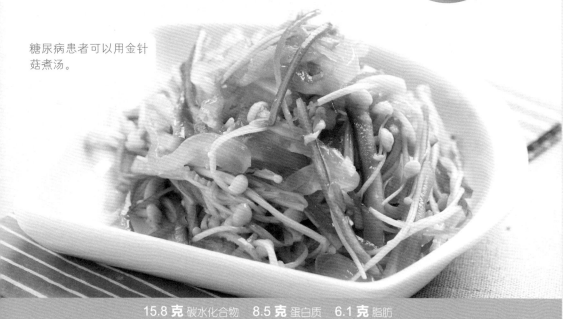

糖尿病患者可以用金针菇煮汤。

**15.8 克** 碳水化合物　　**8.5 克** 蛋白质　　**6.1 克** 脂肪

## 做法

1　红椒、胡萝卜、小黄瓜洗净切丝；蒜切末。

2　金针菇焯烫至熟；海蛰皮切丝。

3　所有材料一起放入大碗中，调入盐、醋和香油拌匀即可。

## 原料

海蛰皮 100 **克**，金针菇 200 **克**，胡萝卜、小黄瓜、红椒、蒜、盐、醋、香油 **各适量**。

金针菇中含有较多的锌，锌参与胰岛素的合成与分泌，能调节血糖。金针菇富含 B 族维生素、维生素 C、碳水化合物、矿物质、氨基酸、植物血凝素、多糖等营养元素，适合糖尿病患者食用。

海蛰皮

金针菇

## 786.8 千焦

# 白萝卜炖豆腐

白萝卜顶部维生素含量丰富，多食可降血糖，不宜丢弃。

**12.0 克** 碳水化合物　　**14 克** 蛋白质　　**10.0 克** 脂肪

## 原料

白萝卜**200克**，豆腐**100克**，植物油**5毫升**，盐**适量**。

## 做法

1 白萝卜洗净切丝；豆腐洗净，切小块。

2 白萝卜入油锅略炒。

3 加清水煮至白萝卜丝酥软，放入豆腐块，煮熟后，加盐调味即可。

白萝卜
 低 热量　　低 升糖指数

豆腐
 中 热量　　低 升糖指数

多食白萝卜，可增加糖尿病患者饱腹感，从而控制食物过多摄入，保持合理体重；豆腐蛋白质含量丰富，可补充营养素。本品适宜糖尿病患者经常食用。

# 香菇烧冬瓜

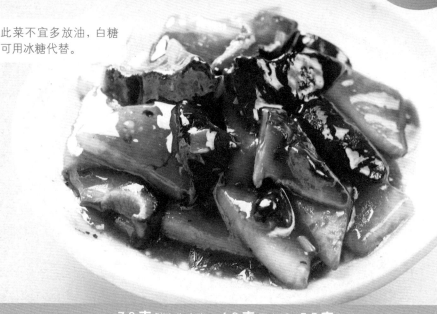

**342.8**
千焦

此菜不宜多放油，白糖可用冰糖代替。

**7.8 克** 碳水化合物　**1.9 克** 蛋白质　**5.5 克** 脂肪

## 做法

1. 冬瓜去皮洗净，切成片；香菇去蒂，洗净，切片，用开水焯熟。

2. 热锅内加橄榄油，烧热后放入姜片、葱段，放入冬瓜，煸炒片刻，加适量水、酱油。

3. 放入香菇，略炒，然后加盐、白糖，用水淀粉勾芡即可。

香菇富含蛋白质、多种维生素和矿物质，且脂肪含量低，可补充营养素。冬瓜中所含的丙醇二酸，能有效地抑制糖类转化为脂肪。冬瓜本身不含脂肪，热量不高，适宜糖尿病患者食用。

### 原料

香菇 **50 克**，冬瓜 **200 克**，水淀粉、姜片、葱段、酱油、盐、白糖**各适量**，橄榄油 **5 毫升**。

香菇

冬瓜

**842.9**
千焦

# 玉米沙拉

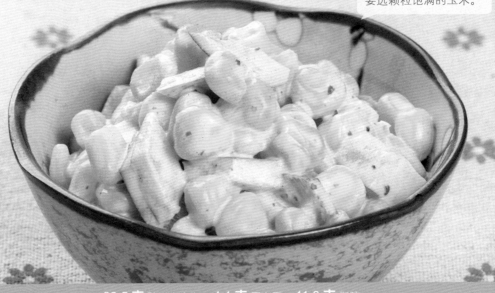

要选颗粒饱满的玉米。

**23.5 克** 碳化化合物　　**4.1 克** 蛋白质　　**11.0 克** 脂肪

## 原料  7

玉米粒 **100 克**，青椒、红椒、洋葱、白醋、盐**各适量**，自制蛋黄沙拉酱 **15 克**。

## 做法

1 将玉米粒洗净，放入漏勺，沥干多余水分。

2 青椒、红椒、洋葱分别洗净，切成玉米粒大小的丁。

3 将食材放入碗中，倒入蛋黄沙拉酱汁，搅拌均匀。

4 加盐和白醋调味，搅拌均匀即可。

玉米

玉米一直都被誉为长寿食品，含有丰富的蛋白质、维生素、微量元素、膳食纤维等。玉米中的亚油酸能预防胆固醇向血管壁沉淀，对预防高血压、冠心病有积极作用。

# 莲藕黄瓜沙拉

**640.8** 千焦

莲藕切好后放入水中，滴入几滴白醋，浸泡几分钟后再下锅煮，这样不易变黑。

**20.9 克** 碳水化合物　**3.7 克** 蛋白质　**6.6 克** 脂肪

## 做法

1　莲藕、黄瓜、圣女果分别洗净；莲藕、黄瓜分别切丁；圣女果对切，备用。

2　将莲藕放入沸水中煮熟，捞出，沥干。

3　取一小碗，放入第戎芥末酱、橄榄油、白酒醋和洋葱末，搅拌均匀，做成沙拉酱汁。

4 将备用食材装盘，淋上沙拉酱汁，拌匀即可。

> 莲藕中含有黏液蛋白和膳食纤维，能有效帮助人体排出毒素，从而减少脂类的吸收。莲藕可散发出一种独特清香，还含有鞣质，能增进食欲，促进消化，健脾益胃，有益于胃纳不佳、食欲不振者恢复健康。

## 原料

莲藕 **100 克**，黄瓜 **100 克**，圣女果 **30 克**、第戎芥末酱 **10 克**，橄榄油 **5 毫升**，白酒醋、洋葱末**各适量**。

 莲藕  中 热量　 低 升糖指数

 玉米  中 热量　 低 升糖指数

**418.0** 千焦

# 海带沙拉

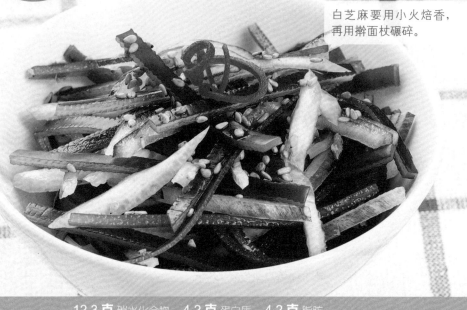

白芝麻要用小火焙香，
再用擀面杖碾碎。

**12.3 克** 碳水化合物　　**4.2 克** 蛋白质　　**4.2 克** 脂肪

## 原料

海带丝 **200 克**，白芝麻 **10 克**，洋葱、柠檬、苹果汁、柠檬汁、红椒丝**各适量**。

## 做法

1 海带丝洗净，用水浸泡 10 分钟，取出沥干水分。

2 洋葱、柠檬分别洗净，切成丝。

3 苹果汁、柠檬汁调成沙拉酱汁。

4 将海带丝与洋葱丝、柠檬丝装入盘中，倒入沙拉酱汁，充分搅拌均匀，撒上白芝麻，点缀红椒丝即可。

 海带营养价值丰富，热量低，蛋白质含量中等，碘元素含量高，有降压减脂的功效。用苹果汁和柠檬汁取代沙拉酱，热量会大大降低。做沙拉宜选用细海带丝，口感好，也方便操作。

海带 低 热量 低 升糖指数

# 酸辣黄瓜沙拉

**377.8**
千焦

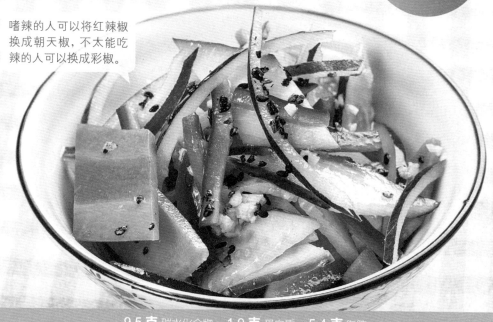

嗜辣的人可以将红辣椒换成朝天椒，不太能吃辣的人可以换成彩椒。

**9.5 克** 碳水化合物　　**1.9 克** 蛋白质　　**5.4 克** 脂肪

## 做法

1 黄瓜、胡萝卜、红辣椒、洋葱分别洗净；黄瓜和胡萝卜分别切片，红辣椒和洋葱分别切丝。

2 取一小碗，放入橄榄油、红酒醋、盐、黑胡椒、蒜末、姜末，搅拌均匀，制成沙拉酱汁。

3 将食材放入碗中，倒入沙拉酱汁，搅拌均匀，放入冰箱中，腌制 30 分钟即可。

❝ 酸辣黄瓜沙拉适合夏季没什么食欲时食用，酸辣爽口，冰镇 30 分钟，既能享受到冰凉的口感，又能让食材更入味。黄瓜热量低，含水量高，非常适合糖尿病患者食用。❞

## 原料

黄瓜 **150 克**，胡萝卜 **50 克**，红辣椒、洋葱、橄榄油、红酒醋、盐、黑胡椒、蒜末、姜末 **各适量**。

胡萝卜  中 热量 低 升糖指数

黄瓜  低 热量 低 升糖指数

## 537.9 千焦

# 芦笋沙拉

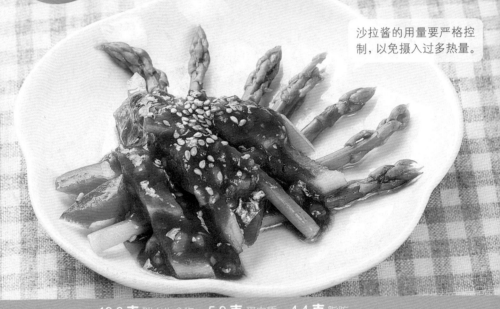

沙拉酱的用量要严格控制，以免摄入过多热量。

**19.3 克** 碳水化合物　**5.9 克** 蛋白质　**4.4 克** 脂肪

## 原料  5

芦笋 150 **克**，青椒 50 **克**，彩椒 50 **克**，番茄沙拉酱 20 **克**，白芝麻 10 **克**。

## 做法

1　芦笋去掉底部老皮，洗净，斜刀切段，入沸水焯熟，沥干。

2　青椒、彩椒分别洗净，沥干，切成片。将食材装盘，倒入番茄沙拉酱，撒上白芝麻，搅拌均匀即可。

**彩椒**

**芦笋**

**青椒**

芦笋中的香豆素有降低血糖的作用。其铬含量高，这种微量元素可以调节血液中的脂肪和糖分的浓度。

# 口蘑圣女果沙拉

## 854.7 千焦

圣女果热量低，糖尿病患者可适量食用。

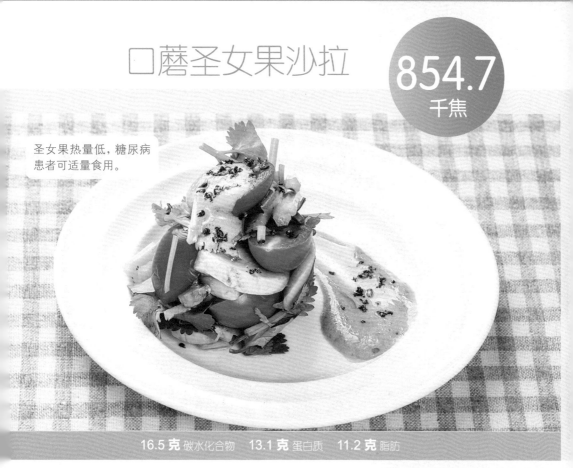

16.5 **克** 碳水化合物    13.1 **克** 蛋白质    11.2 **克** 脂肪

## 做法

1 口蘑洗净，切片，加盐、黑胡椒碎，放入锅中煎到表面呈金黄色。

2 圣女果洗净，对切，加盐、黑胡椒碎和蒜末一起下锅煎。

3 香芹、香菜分别洗净，切成 2 厘米左右的小段。

4 将食材装盘，倒入芥末沙拉酱，搅拌均匀即可。

> 口蘑所含的大量植物纤维，具有防止便秘，促进排毒，降低胆固醇含量的作用，可有效预防糖尿病及大肠癌。

## 原料

口蘑 30 **克**，圣女果 150 **克**，香芹 50 **克**，芥末沙拉酱、蒜末、香菜、黑胡椒碎、盐**各适量**，橄榄油 10 **毫升**。

口蘑

圣女果

# 海带黄瓜沙拉

**483.3** 千焦

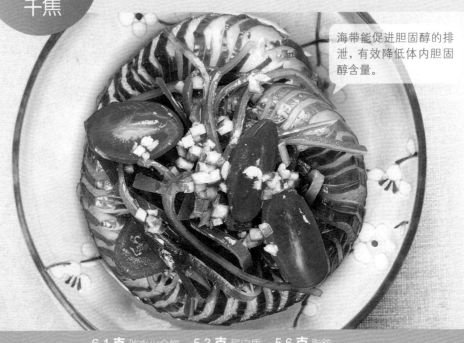

> 海带能促进胆固醇的排泄，有效降低体内胆固醇含量。

**6.1克** 碳水化合物　　**5.3克** 蛋白质　　**5.6克** 脂肪

## 原料

海带 **15克**，黄瓜 **150克**，圣女果 **50克**，橄榄油 **5毫升**，黑醋、洋葱末、蒜末、盐、柠檬汁 **各适量**。

## 做法

1 海带洗净，沥干，切丝。

2 黄瓜切成蓑衣状，用盐、黑醋腌制片刻；圣女果洗净对切。

3 取一小碗，放入橄榄油、黑醋、洋葱末、蒜末、盐和柠檬汁，搅拌均匀，制成沙拉酱汁。淋在食材上即可。

> 海带热量低，是一种营养价值很高的蔬菜，同时具有一定的药用价值，含有丰富的碘等矿物质元素；黄瓜热量低，含水量高，对血糖影响较小。

海带　低 热量　低 升糖指数

# 秋葵沙拉

**831.5**
千焦

秋葵是糖尿病患者不错的选择之一。

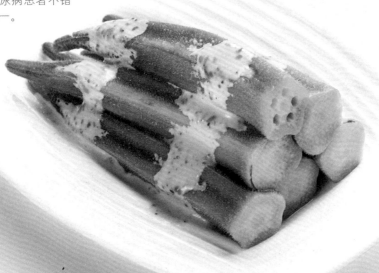

**25.2 克** 碳水化合物　　**4.2 克** 蛋白质　　**10.3 克** 脂肪

## 做法

1 清洗秋葵，先用盐搓，去除表面的茸毛，再用小刀将蒂部去除。

2 锅中水烧开，加 1 小勺盐和几滴植物油，放入秋葵，焯 2 分钟后捞出，浸入冰水中降温，捞出，沥干。

3 将秋葵装盘，淋上芝麻酱即可。

## 原料

秋葵 **200 克**，**盐、植物油、芝麻酱** **各适量。**

" 秋葵含糖量较低，能够促进肠道有益菌群增加，调节胃肠功能。且富含水溶性膳食纤维，可减缓碳水化合物在肠道的吸收，促进肠蠕动，预防便秘，对降低血液中胆固醇也有所帮助。"

秋葵

低
热量

低
升糖指数

# 紫甘蓝沙拉

**434.7** 千焦

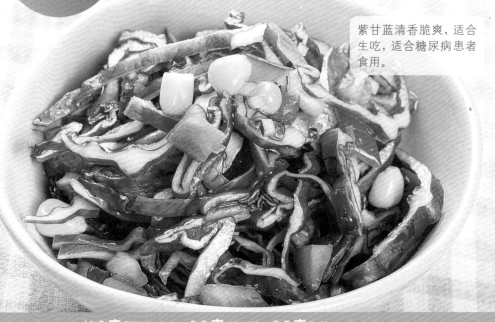

紫甘蓝清香脆爽，适合生吃，适合糖尿病患者食用。

**11.9 克** 碳水化合物　**3.2 克** 蛋白质　**5.5 克** 脂肪

## 原料

紫甘蓝 150 **克**，彩椒 50 **克**，玉米粒 10 **克**，橄榄油 5 **毫升**，白酒醋、柠檬汁、洋葱碎、盐**各适量**。

## 做法

1 紫甘蓝洗净，沥干，切成细丝。

2 彩椒洗净，切成小丁。

3 取一小碗，放入橄榄油、白酒醋、洋葱碎、盐和柠檬汁，搅拌均匀，制成沙拉酱汁。

4 将食材装盘，淋上沙拉酱汁，搅拌均匀即可。

紫甘蓝中的花青素可以帮助抑制血糖上升，预防糖尿病。其所含的维生素 C 可预防糖尿病性血管病变，并能预防糖尿病患者发生感染性疾病。

紫甘蓝　低 热量　低 升糖指数

彩椒　低 热量　低 升糖指数

# 茄子沙拉

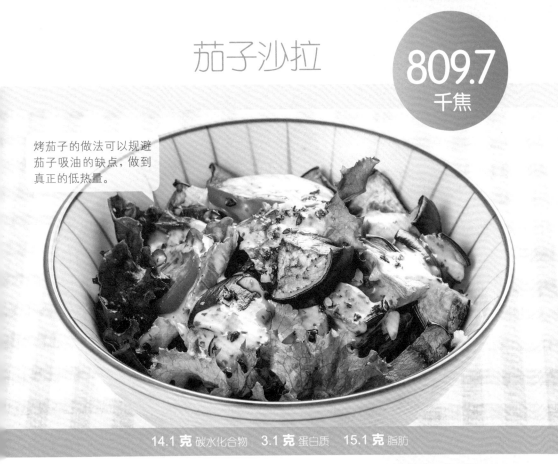

**809.7**
千焦

烤茄子的做法可以规避茄子吸油的缺点，做到真正的低热量。

**14.1 克** 碳水化合物　**3.1 克** 蛋白质　**15.1 克** 脂肪

## 做法

1　长茄子洗净，切成小块后放入碗中；将黑胡椒碎、蒜末、孜然粉撒到茄子上，再加橄榄油搅拌均匀。

2　烤箱预热到 170℃，将茄丁摆在烤盘上，放入烤箱中烤 10~15 分钟。

3　圣女果、生菜洗净，圣女果对切，生菜用手撕成小片。

4　将食材装盘，倒入蛋黄沙拉酱、盐，搅拌均匀即可。

经常吃些茄子，有助于防治高血压、冠心病、动脉硬化和出血性紫癜，还可预防高血压引起的脑溢血和糖尿病引起的视网膜出血。

## 原料

长茄子 **200 克**，圣女果 **50 克**，蛋黄沙拉酱 **15 克**，生菜 **50 克**，橄榄油、黑胡椒碎、蒜末、孜然粉、**盐**各**适量**。

长茄子

圣女果

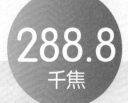

**288.8 千焦**

# 桔梗冬瓜汤

桔梗冬瓜汤的升糖指数很低，建议搭配吃一些水果。

5.2 **克** 碳水化合物　　0.8 **克** 蛋白质　　5.4 **克** 脂肪

| 原料 |  |
| --- | --- |

桔梗 5 **克**，冬瓜 200 **克**，盐**适量**，香油 5 **毫升**。

### 做法

1 桔梗洗净备用。

2 冬瓜去瓤，去子，洗净切块。

3 砂锅中倒入适量清水置于火上，放入桔梗和冬瓜。

4 煮至冬瓜块熟透，加盐调味，淋上香油即可。

桔梗

冬瓜

桔梗中的桔梗皂苷具有降血糖功效，对糖尿病并发的咽干口渴、烦热等症状有很好的疗效。桔梗中的三萜皂苷，能降低血糖，保护肝脏，改善肝功能。冬瓜能防止体内脂肪的堆积。

# 双色花菜汤

**613.5**
千焦

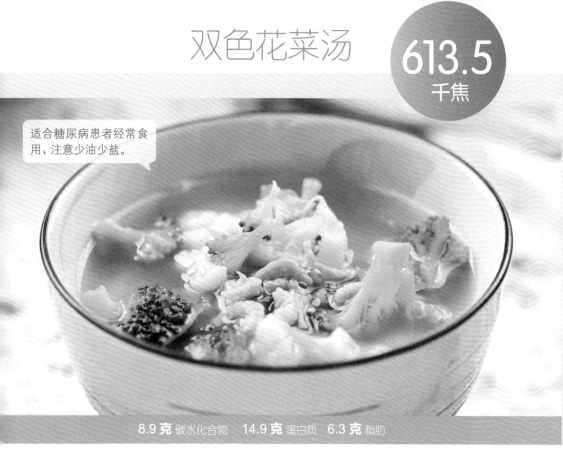

适合糖尿病患者经常食用，注意少油少盐。

**8.9 克** 碳水化合物　**14.9 克** 蛋白质　**6.3 克** 脂肪

## 做法

1　菜花与西蓝花分别洗净，切块；海米泡开。

2　高汤入锅中煮沸，放入海米。

3　将菜花、西蓝花放入高汤中同煮。

4　煮熟后加盐、香油调味即可。

## 原料

菜花 100 **克**，西蓝花 100 **克**，海米 20 **克**，盐、高汤**各适量**，香油 5 **毫升**。

 菜花所含的维生素 K，可以保护血管壁，使血管壁不易破裂。菜花是浅色蔬菜中维生素 C 含量较高的蔬菜。西蓝花富含类黄酮，可抵抗自由基，预防心血管并发症。菜花和西蓝花都富含膳食纤维，可以延缓血糖升高。

菜花

西蓝花

# 水果，优选含糖量低的

## 无花果枸杞茶

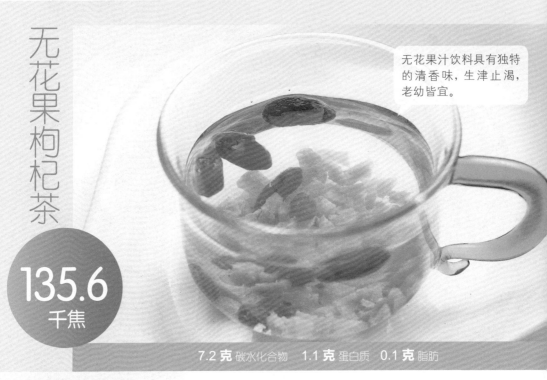

无花果汁饮料具有独特的清香味，生津止渴，老幼皆宜。

**135.6** 千焦

**7.2 克** 碳水化合物　　**1.1 克** 蛋白质　　**0.1 克** 脂肪

### 原料

无花果（干）**5 克**，枸杞子 **5 克**。

### 做法

1 无花果干洗净切小块；枸杞子洗净。

2 开水冲泡。

**无花果**

**枸杞子**

无花果能帮助消化，促进食欲。鲜无花果有助于缓解糖尿病患者并发性便秘；枸杞子中的枸杞多糖，能增强 2 型糖尿病患者胰岛素的敏感性，能防止餐后血糖升高，提高糖耐量。

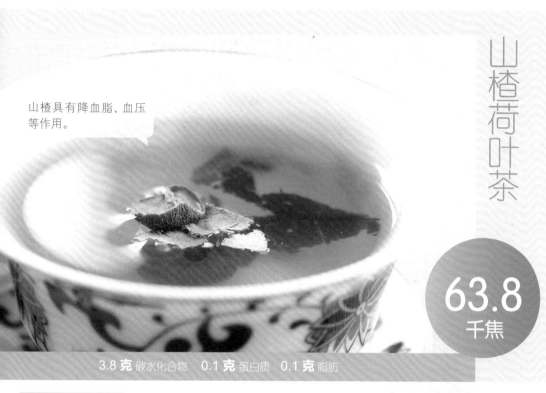

山楂具有降血脂、血压等作用。

# 山楂荷叶茶

### 63.8 千焦

3.8 **克** 碳水化合物　0.1 **克** 蛋白质　0.1 **克** 脂肪

## 做法

1 将山楂片、荷叶加适量水。

2 煎煮后，即可代茶饮。

## 原料

山楂片 **15 克**，荷叶 **12 克**。

荷叶解暑醒神，山楂去脂降压，对头昏脑涨、嗜睡的患者有提神、醒脑的作用，尤其适合于糖尿病伴有血脂异常、高血压的患者饮用。不宜空腹食用。

山楂

荷叶（干）

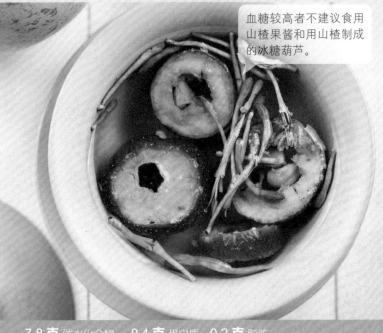

## 山楂金银花茶

**105.1** 千焦

血糖较高者不建议食用山楂果酱和用山楂制成的冰糖葫芦。

**7.8克** 碳水化合物　　**0.4克** 蛋白质　　**0.2克** 脂肪

### 原料

干山楂 10 克，金银花 10 克。

### 做法

1 将干山楂洗净，切片，放入杯中。

2 将金银花洗净后沥干水分，放入杯中。

3 往杯中冲入开水。

4 盖上杯盖闷 1 分钟，揭盖，凉至温热时饮用。

山楂

金银花

> 金银花含有绿原酸，能修复损伤的胰岛 β 细胞，增强受体对胰岛素的敏感性；山楂能活血通脉，降低血脂，抗动脉硬化，改善心脏活力，兴奋中枢神经系统，还能有效预防糖尿病血管并发症。

# 苦瓜柠檬茶

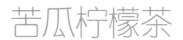

**18.2**
**千焦**

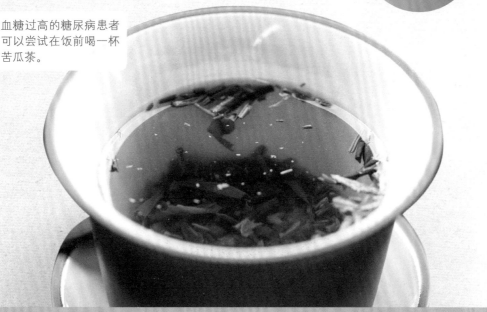

血糖过高的糖尿病患者可以尝试在饭前喝一杯苦瓜茶。

**1.0 克** 碳水化合物　　**0.2 克** 蛋白质　　**0.5 克** 脂肪

## 做法

1　将苦瓜上端切开，去瓤，装入绿茶，挂于通风处阴干。

2　将阴干的苦瓜取下洗净，连同茶切碎，混匀。

3　取 10 克放入杯中。

4　以沸水冲沏饮用，滴入柠檬汁即可。

## 原料

苦瓜 **200 克**，绿茶 **50 克**，柠檬汁 **适量**。

 苦瓜中的类胰岛素能使葡萄糖转换为热量，降低血糖；绿茶中的儿茶素可防止血管的氧化，有效预防糖尿病合并动脉硬化，还能减缓肠内糖类的吸收，抑制餐后血糖值的快速上升。

苦瓜

绿茶

# 柳橙菠萝汁

**365.3** 千焦

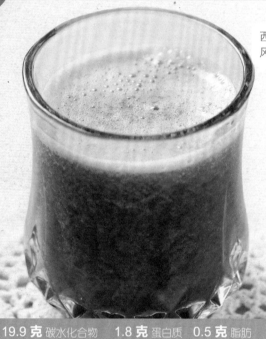

西芹具有平肝清热，祛风利湿的功效。

**19.9 克** 碳水化合物　**1.8 克** 蛋白质　**0.5 克** 脂肪

## 原料

 5

柳橙 100 **克**，菠萝 50 **克**，番茄 50 **克**，西芹 20 **克**，柠檬 10 **克**。

## 做法

1 番茄洗净；柳橙、柠檬去皮，与菠萝、番茄均切成小块。

2 西芹洗净，切成小段。

3 将番茄、柳橙、菠萝、西芹、柠檬放进料理机。

4 榨取汁液即可。

**柳橙** 中 热量　低 升糖指数

**菠萝** 中 热量　中 升糖指数

" 糖尿病患者常食番茄有助于预防糖尿病及增强抵抗力；西芹则能阻碍消化道对糖的吸收，有降血糖作用。"

# 无花果豆浆

**598.2**
千焦

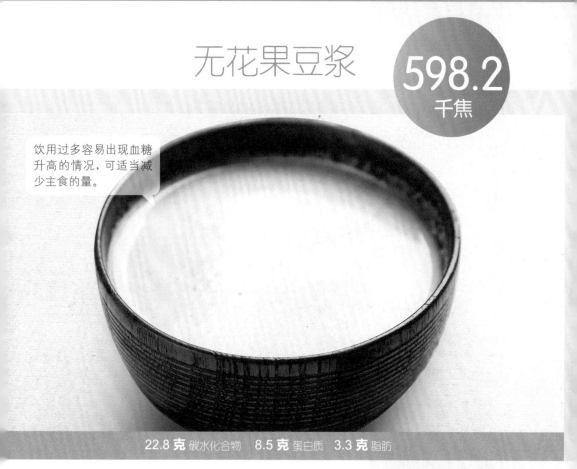

饮用过多容易出现血糖升高的情况，可适当减少主食的量。

**22.8 克** 碳水化合物　**8.5 克** 蛋白质　**3.3 克** 脂肪

## 做法

1　将黄豆用水浸泡。

2　将无花果切成月牙形。

3　将无花果、黄豆一同放入豆浆机中，启动豆浆机，待豆浆制作完成即可。

## 原料

鲜无花果 100 **克**，黄豆 20 **克**。

　　无花果虽然很甜，但是它属于高纤维果品，含有丰富的酸类及酶类，对糖尿病患者有益。无花果能帮助消化，促进食欲，还有助于缓解糖尿病患者并发性便秘。

无花果

黄豆

## 77.9 千焦

# 番茄柚子汁

番茄也可以不用去皮，热量较低，作为饮料尤佳。

**3.9 克** 碳水化合物　**0.61 克** 蛋白质　**0.1 克** 脂肪

| 原料 | 做法 |
|---|---|

原料

番茄 **50 克**，柚子 **20 克**。

做法

1 番茄、柚子去皮，洗净切丁。

2 放入料理机中，加适量水。

3 开启料理机榨汁即可。

柚子

番茄

柚子的升糖指数低，能控制血糖升高。鲜柚肉中含有铬，有助于调节血糖水平。番茄不仅热量低，其番茄红素的含量还居蔬菜之冠，适合糖尿病患者每日进补。

# 李子汁

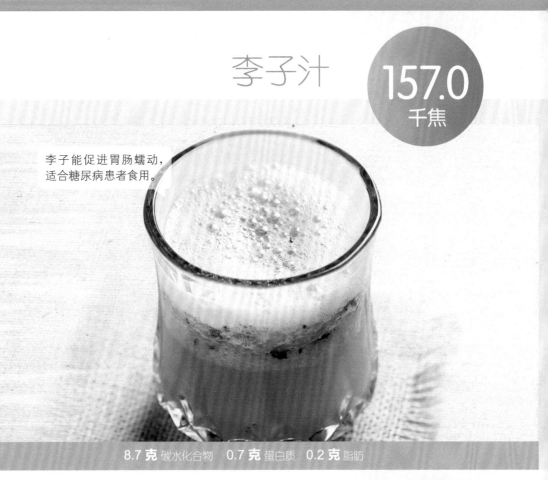

**157.0**
千焦

李子能促进胃肠蠕动，
适合糖尿病患者食用。

**8.7 克** 碳水化合物　　**0.7 克** 蛋白质　　**0.2 克** 脂肪

## 做法

1　将李子去皮，去核。

2　放入料理机中打成李子汁即可。

## 原料

**李子 100 克**。

李子升糖指数低，能很好地控制血糖升高。李
子中还含有番茄红素，它能明显减轻由体内过
氧化物引起的对淋巴细胞 DNA 的氧化损害，
并可减缓动脉粥样硬化的形成。

李子

低
热量

低
升糖指数

# 狝猴桃苹果汁

**242.0 千焦**

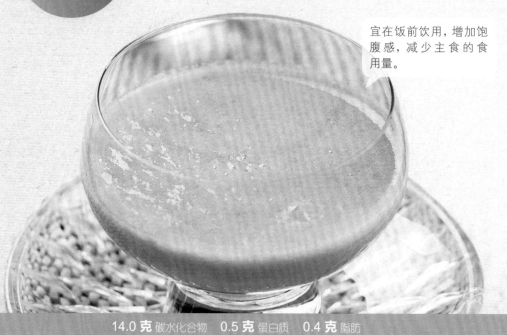

宜在饭前饮用，增加饱腹感，减少主食的食用量。

**14.0 克** 碳水化合物　　**0.5 克** 蛋白质　　**0.4 克** 脂肪

## 原料

狝猴桃 **50 克**，苹果 **50 克**，薄荷叶 **适量**。

## 做法

1 狝猴桃削皮，切成 4 块。

2 苹果削皮，去核切块。

3 薄荷叶放入料理机中打碎。

4 再加入狝猴桃、苹果一起打碎取汁，搅拌均匀即可饮用。

狝猴桃

苹果

狝猴桃中的肌醇是天然糖醇类物质，对调节糖代谢很有好处。狝猴桃含有维生素 C 等多种维生素，营养全面，属于膳食纤维丰富的低脂肪食品，是糖尿病患者较为理想的水果。

# 山楂黄瓜汁

**245.0** 千焦

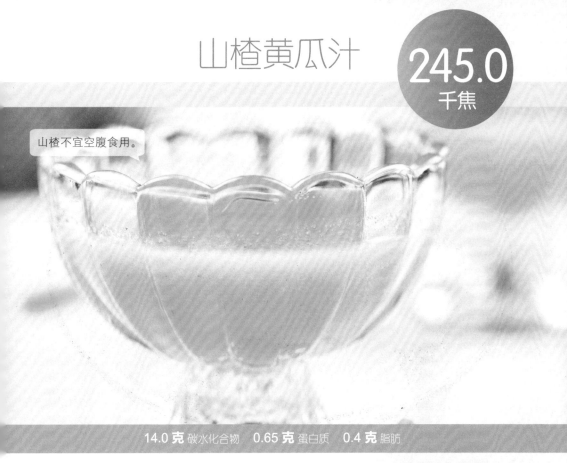

山楂不宜空腹食用。

**14.0 克** 碳水化合物　**0.65 克** 蛋白质　**0.4 克** 脂肪

## 做法

1 将新鲜山楂去核，洗净，切成丁。

2 将黄瓜洗净，切丁。

3 将山楂丁和黄瓜丁混合，加适量的水一并倒入料理机中。

4 开启料理机，待山楂丁和黄瓜丁全部打碎成泥后倒入杯中即可。

## 原料

山楂 **50 克**，黄瓜 **50 克**。

> 山楂能抗动脉硬化，增加心脏活力，兴奋中枢神经系统；黄瓜热量低、含水量高，其葡萄糖苷、果糖等不参与通常的糖代谢，对血糖影响较小。山楂与黄瓜搭配，可除热、利水，有减肥功效。

山楂

黄瓜

# 苹果猕猴桃沙拉

**875.3** 千焦

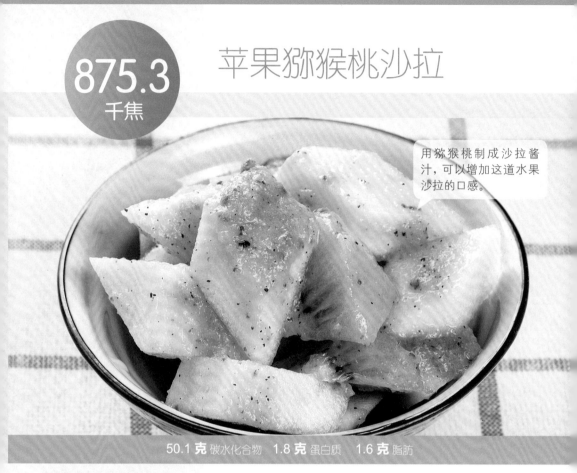

用猕猴桃制成沙拉酱汁，可以增加这道水果沙拉的口感。

**50.1 克** 碳水化合物 **1.8 克** 蛋白质 **1.6 克** 脂肪

## 原料

苹果 100 **克**，猕猴桃 200 **克**，洋葱丁 10 **克**，白醋、盐、柠檬汁**各适量**。

## 做法

1 将苹果、部分猕猴桃洗净，去皮切块；将水果装盘，备用。

2 将做酱料用的猕猴桃取果肉、切小丁，然后与洋葱丁一起放入搅拌机中，挤入柠檬汁，搅打成汁。

3 将猕猴桃洋葱汁倒入小碗中，加入白醋和盐，搅拌均匀，制成猕猴桃沙拉酱。

4 将猕猴桃沙拉酱倒入水果中，搅拌均匀即可。

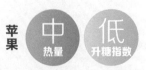

苹果 **中** 热量 **低** 升糖指数

猕猴桃 **低** 热量 **低** 升糖指数

猕猴桃的升糖指数低，具有控制血糖升高、润肺生津、滋阴养胃的功效。

# 猕猴桃酸奶

**429.5**
千焦

可以作为糖尿病患者睡前的加餐。

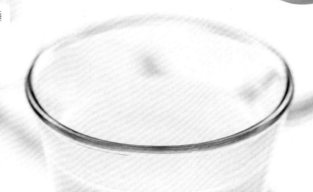

**16.6 克** 碳水化合物　**2.9 克** 蛋白质　**3.0 克** 脂肪

## 做法

1　猕猴桃去皮，切成丁。

2　将猕猴桃丁放入料理机里，加入适当的水。

3　开启料理机，将猕猴桃打成汁。

4　将猕猴桃汁和酸奶按 1:1 的比例兑好，搅拌均匀。

## 原料

猕猴桃 **50 克**，酸奶 100 **毫升**。

> 猕猴桃属于膳食纤维丰富的低脂肪水果，其肌醇是天然糖醇类物质，对调节糖代谢很有好处；酸奶富含益生菌，与猕猴桃同食，可促进肠道健康，帮助肠内益生菌的生长，防治便秘。

猕猴桃   低 热量　低 升糖指数

酸奶  中 热量　低 升糖指数

**222.0 千焦**

# 番石榴汁

番石榴汁有利于控制血糖水平，但过量饮用易致便秘。

**14.2 克** 碳水化合物　**1.1 克** 蛋白质　**0.4 克** 脂肪

## 原料

番石榴 **100 克**。

## 做法

1 沿着番石榴本身的内网纹路切开，将果实剥出，切成块。

2 将果实放入榨汁机内，加入适量的凉开水。

3 开启榨汁机，将番石榴果实榨汁。

4 用细小过滤网过滤番石榴汁两三次即可饮用。

番石榴含有丰富的铬，是人体必需的微量元素，能改善患者葡萄糖耐量，增强胰岛素的敏感性。番石榴汁是糖尿病患者的保健食疗佳品，对轻度糖尿病患者有很好的控制血糖作用。

番石榴 中 热量 低 升糖指数

# 牛奶火龙果饮

**472.7**
千焦

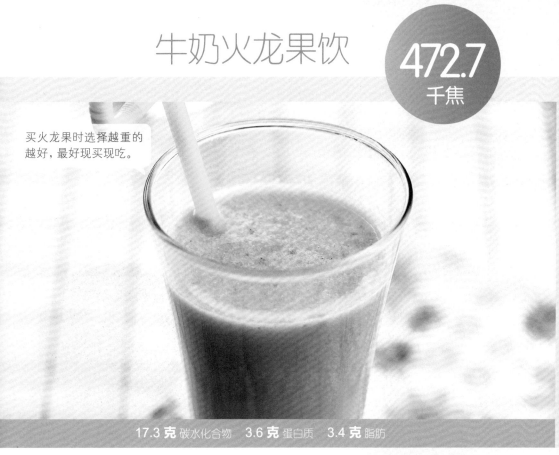

买火龙果时选择越重的越好，最好现买现吃。

**17.3 克** 碳水化合物　　**3.6 克** 蛋白质　　**3.4 克** 脂肪

## 做法

1 将火龙果外皮的鳞片去除，头尾去掉，果皮连同果肉一起切块。

2 将带皮的果块放入料理机内，加入适量的凉开水。

3 开启料理机，将火龙果打成汁。

4 将火龙果汁与纯牛奶混合搅拌即可。

火龙果皮中的蛋白质、膳食纤维、B 族维生素等，对预防糖尿病性周围神经病变有帮助。火龙果皮含花青素，可抗氧化、抗自由基、抗衰老，常食可以减肥、美白，加入牛奶还可以补充钙质。

## 原料

火龙果 100 **克**，纯牛奶 100 **毫升**。

**火龙果**　 中 热量　 低 升糖指数

**纯牛奶**　 中 热量　 低 升糖指数

## 无花果李子汁

**429.0**
千焦

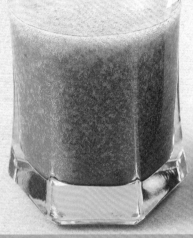

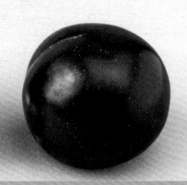

李子中抗氧化剂含量较高，堪称是抗衰老、防疾病的"超级水果"。

**24.7 克** 碳水化合物　**2.2 克** 蛋白质　**0.3 克** 脂肪

| 原料  | 做法 |
|---|---|

原料

无花果 **100 克**，李子 **100 克**。

做法

1 无花果剥皮，切块；李子剔下果肉，去核。

2 二者放入榨汁机加适量水榨汁即可。

无花果　中 热量　低 升糖指数

李子　低 热量　低 升糖指数

"李子有调节肠胃的作用，可促进肠蠕动，帮助排便；无花果能帮助消化，促进食欲。二者榨汁饮用，有助于缓解糖尿病患者便秘的症状。"

# 柠檬水

**31.2**
千焦

对预防糖尿病有很好的效果。

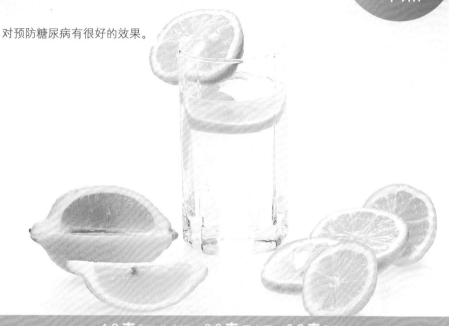

**1.2 克** 碳水化合物　**0.2 克** 蛋白质　**0.2 克** 脂肪

## 做法

1 柠檬洗净，切片，放置杯中，倒入温开水。

2 待水冷却后即可饮用。

## 原料

柠檬 **30 克**。

> 柠檬健脾胃，杀菌止痛，含糖量很低，而且它所含的大量维生素 C 对糖尿病患者预防感染性疾病很有帮助。柠檬有清香味道，还可用于去除水产品、海产品、肉类的腥膻味。

柠檬

# 苹果胡萝卜汁

**322.5** 千焦

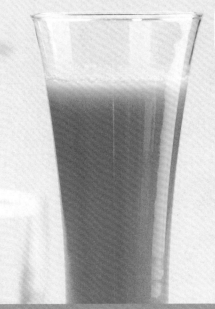

苹果皮有益健康，需洗净再食用。

**18.6 克** 碳水化合物　　**0.9 克** 蛋白质　　**0.3 克** 脂肪

## 原料

苹果 100 **克**，胡萝卜 50 **克**。

## 做法

1 将苹果洗净后切小块；胡萝卜洗净，切丁。

2 二者同放榨汁机中，加适量水，榨汁即可。

苹果　中 热量　低 升糖指数

胡萝卜　中 热量　低 升糖指数

苹果富含膳食纤维，能加速肠胃蠕动；胡萝卜不仅可治疗糖尿病，还能预防糖尿病并发症。二者榨汁饮用，有助于稳定血糖。但应注意控制用量。

# 草莓柚汁

**289.5**
千焦

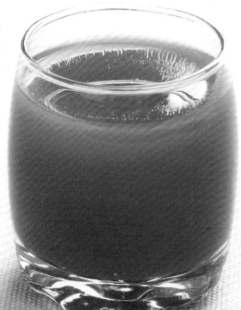

新鲜的柚子肉中含有作用类似于胰岛素的成分——铬，能降低血糖。

**15.4 克** 碳水化合物　**1.9 克** 蛋白质　**0.3 克** 脂肪

## 做法

1　把草莓洗干净去蒂，和柚子肉一同放入榨汁机中。

2　加适量水，打成汁即可。

## 原料

柚子肉 **50 克**，草莓 **150 克**。

草莓具有减轻胰腺负担、降低血糖的作用。食用草莓前最好用盐水浸泡 5 分钟，可杀灭表面残留的有害微生物。柚子可改善骨质疏松。本饮品非常适合糖尿病患者食用。

柚子

草莓

# 490.2 千焦

# 猕猴桃柠檬汁

是老年人、儿童、体弱多病者的滋补果品。

**26.8 克** 碳水化合物　　**1.8 克** 蛋白质　　**1.0 克** 脂肪

## 原料

猕猴桃 100 **克**，柠檬 20 **克**，橙子 100 **克**。

## 做法

1 猕猴桃洗净，去皮，切成小块；橙子洗净后挖出果肉；柠檬洗净后连皮切小片。

2 把猕猴桃块、柠檬片、橙肉一起放入榨汁机加凉开水，榨汁即可。

猕猴桃

柠檬

猕猴桃富含维生素 C，可促进人体对葡萄糖的利用，降低血糖；柠檬可增强机体抵抗力；橙子可改善糖尿病患者的口渴症状。三者榨汁，非常适宜糖尿病患者饮用。

# 木瓜橙汁

**323.0**
千焦

常吃橙子，可以降低口腔疾病和胃病的发生率。

**18.1 克** 碳水化合物　**1.2 克** 蛋白质　**0.3 克** 脂肪

## 做法

1 橙子洗净后挖出果肉；木瓜洗净，去皮除子，切块。

2 把橙肉、木瓜块放入榨汁机，加入凉开水一起榨汁即可。

## 原料

木瓜 100 克，橙子 100 克。

 橙子中的维生素 P 能保护血管；木瓜含有蛋白分解酶，有助于分解蛋白质和淀粉质，降低血糖。此外，木瓜还含有独特的番木瓜碱，有助于糖尿病患者增强体质。

木瓜  低 热量  低 升糖指数

橙子  中 热量  低 升糖指数

# 杨桃菠萝汁

222.0
千焦

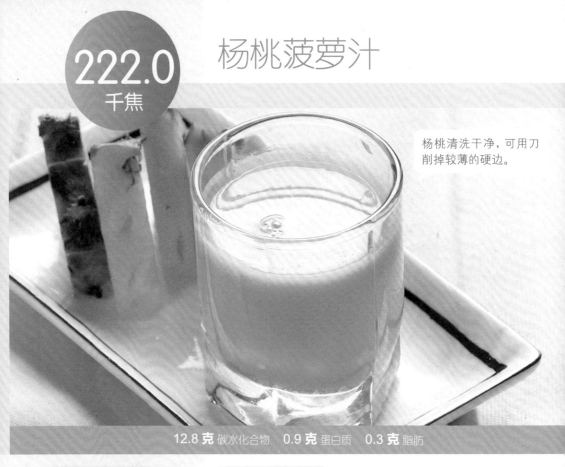

杨桃清洗干净，可用刀削掉较薄的硬边。

**12.8 克** 碳水化合物　**0.9 克** 蛋白质　**0.3 克** 脂肪

| 原料  | 做法 |
|---|---|
| 杨桃 100 **克**，菠萝肉 50 **克**。 | 1　将杨桃洗净，切块。 |
| | 2　将切好的杨桃与菠萝肉同放榨汁机中，加入凉开水榨汁即可。 |

杨桃  低 热量　 低 升糖指数

菠萝  中 热量　 中 升糖指数

" 杨桃可促进食物消化，改善糖尿病患者的胃肠功能。杨桃水分多，热量低，果肉香醇，有清热解毒、消滞利咽、通便等功效，还能降低血糖。对于糖尿病患者来说，菠萝不宜多食。 "

# 芦荟柠檬汁

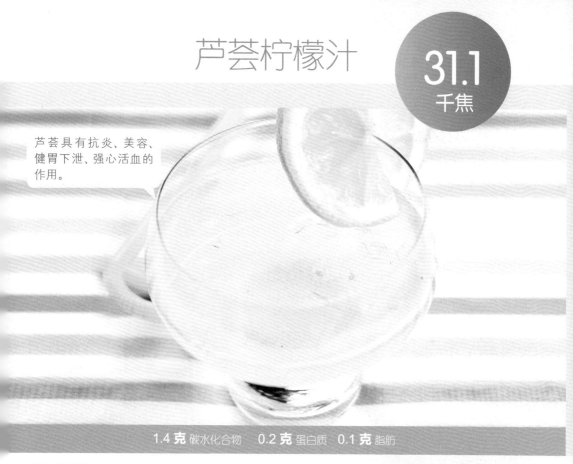

**31.1**
千焦

芦荟具有抗炎、美容、健胃下泄、强心活血的作用。

**1.4 克** 碳水化合物　**0.2 克** 蛋白质　**0.1 克** 脂肪

## 做法

1　将芦荟洗净、去皮，切成小方丁。

2　柠檬切片，捣碎出汁。

3　将捣好的柠檬和适量凉开水混合，放入代糖搅拌均匀。

4　将芦荟丁放入柠檬水内即可。

## 原料

芦荟 **50** 克，柠檬 **10 克**，代糖**适量**。

 柠檬含糖量低，且具有止渴生津、祛暑清热、化痰止咳、健胃健脾、止痛杀菌等功效；芦荟可抑制炎症、去除疼痛。适量饮用芦荟柠檬汁有助于减少糖尿病并发症。

柠檬 低 热量 低 升糖指数

## 562.4 千焦

# 番石榴芹菜豆浆

新鲜的番石榴捣烂取汁，在饭前饮用，对降低血糖有益。

**21.8 克** 碳水化合物　　**8.3 克** 蛋白质　　**3.6 克** 脂肪

## 原料

番石榴 **100 克**，芹菜 **20 克**，黄豆 **10 克**。

## 做法

1　番石榴洗净，去皮，切片。

2　芹菜洗净，切段；黄豆洗净，浸泡 5 小时。

3　把三者放豆浆机，搅打成汁，倒入杯中即可。

番石榴

芹菜

番石榴能防止胰腺细胞被破坏，具有预防糖尿病的作用，其作用可能来自于番石榴多糖及其他粗提取物。喝番石榴果汁的患者，血糖较平稳，还能辅助降糖。

# 银耳雪梨汤

**275.2**
千焦

银耳泡发后会变很多，
故请根据食量泡发。

**16.8 克** 碳水化合物　　**1.5 克** 蛋白质　　**0.2 克** 脂肪

## 做法

1 将雪梨洗净切块，银耳用温水泡发去蒂洗净。

2 雪梨、银耳同入锅中，加水煮开后小火炖 40 分钟，放温
后服用。

## 原料

银耳（干）**10 克**，雪梨
**50 克**。

 银耳可增强胰岛素降糖活性，增强糖尿病患者
的体质和抗病能力；雪梨利咽生津，清热解暑。
本品适宜糖尿病患者经常食用。

 中 热量
 低 升糖指数

 中 热量
 低 升糖指数

# 柚子汁

**177.0 千焦**

柚子能生津止渴，在一定程度上可改善糖尿病患者口渴多饮的症状。

9.5**克** 碳水化合物　　0.8**克** 蛋白质　　0.2**克** 脂肪

## 原料

柚子100**克**，矿泉水**适量**。

## 做法

1 将柚子去掉外皮和核，掰成小块。

2 加适量矿泉水，一同放入料理机中搅打成汁即可。

柚子 **中** 热量　**低** 升糖指数

柚子中所含维生素 C 是强抗氧化剂，能清除体内的自由基，预防糖尿病、神经病变和血管病变的发生、发展，还能预防糖尿病患者发生感染性疾病。

# 火龙果胡萝卜汁

## 342.2 千焦

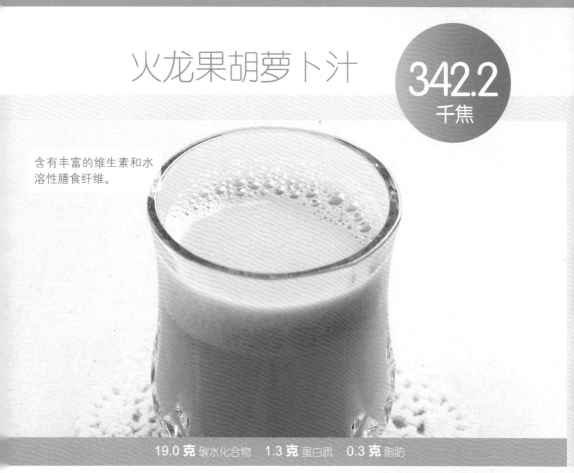

含有丰富的维生素和水溶性膳食纤维。

**19.0 克** 碳水化合物　　**1.3 克** 蛋白质　　**0.3 克** 脂肪

### 做法

1　将火龙果去皮切小块；胡萝卜洗净切小块。

2　两者加适量矿泉水，一同放入料理机中搅打成汁即可。

### 原料

火龙果 **100 克**，胡萝卜 50 **克，矿泉水适量。**

火龙果含有一般植物少有的植物性白蛋白及花青素，白蛋白对重金属中毒具有解毒功效，并且能够保护胃壁；花青素有抗氧化、抗衰老的作用，能预防脑细胞变性，抑制阿尔茨海默病。

火龙果  中 热量　低 升糖指数

胡萝卜 中 热量　低 升糖指数

# 谷物，要控制进食量

黄豆枸杞浆

不要食用色泽暗淡、颗粒瘦瘪不完整、有虫蛀或者有霉变的黄豆。

**434.1** 千焦

**11.6 克** 碳水化合物　　**8.4 克** 蛋白质　　**3.4 克** 脂肪

## 原料

黄豆 **20 克**，枸杞子 **10 克**。

## 做法

1　黄豆浸泡 10 小时，捞出洗净。

2　将枸杞子、黄豆放入豆浆机中，加水打成浆。

3　过滤完即可饮用。

黄豆

枸杞子

> 黄豆富含膳食纤维，升糖指数低，能延缓身体对糖的吸收。其所含的皂苷能减少血液中胆固醇的含量。黄豆及其制品可有效降低血清胆固醇，帮助修复动脉血管壁已遭受的损害。

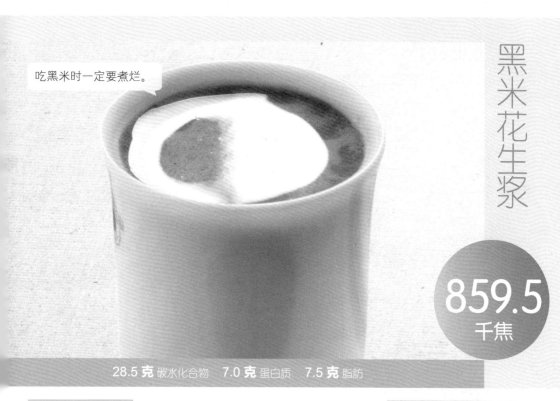

吃黑米时一定要煮烂。

黑米花生浆

**859.5**
千焦

28.5 **克** 碳水化合物　7.0 **克** 蛋白质　7.5 **克** 脂肪

## 做法

1　将黑米、花生洗净碾碎后放入豆浆机中。

2　加水后启动豆浆机即可。

## 原料

黑米 35 **克**，花生 15 **克**。

黑米含膳食纤维较多，且淀粉消化速度比较慢，食用后不会造成血糖的剧烈波动，适合作为糖尿病患者的主食。黑米味甘性温，特别适合伴体虚乏力、小便频数等症状的糖尿病患者食用。

黑米　中 热量　低 升糖指数

花生　高 热量　低 升糖指数

# 柠檬鳕鱼意面

**2 021.6** 千焦

加入应季蔬菜，营养又美味。

**76.1 克** 碳水化合物　**22.1 克** 蛋白质　**10.3 克** 脂肪

## 原料

意面 **100 克**，鳕鱼 **50 克**，

柠檬汁、洋葱、盐、蒜

**各适量**，橄榄油 **5 毫升**。

## 做法

1　意面煮熟。

2　鳕鱼加盐、柠檬汁腌渍；将鳕鱼煎熟，备用。

3　锅中放入橄榄油烧热，洋葱、蒜炒香，再加煮熟的意面翻炒，加少许盐，翻炒均匀。

4　将煎好的鳕鱼、意面装盘，淋上柠檬汁即可。

意面　**中** 热量　**低** 升糖指数

鳕鱼　**中** 热量　**低** 升糖指数

柠檬含糖量低，具有止痛、杀菌等功效，有预防脏器功能障碍和白内障等糖尿病并发症的作用。鳕鱼富含 EPA 和 DHA，能够降低血液中胆固醇、甘油三酯和低浓度脂蛋白的含量。

# 凉拌荞麦面

**2 110.7**
千焦

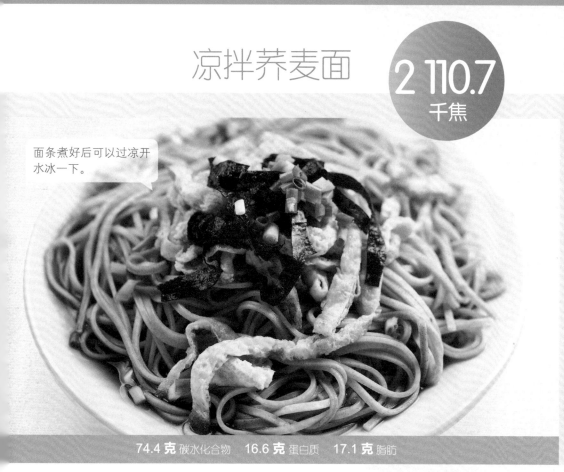

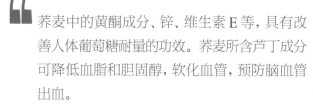

面条煮好后可以过凉开水冰一下。

**74.4 克** 碳水化合物　　**16.6 克** 蛋白质　　**17.1 克** 脂肪

## 做法

1 水烧开加入荞麦面条，煮 5 分钟，捞起沥干水分备用。

2 鸡蛋煎成薄片，冷后切丝；海苔剪成细丝；葱切葱花。

3 另起锅，加 1 勺豆瓣酱、适量盐和清水，在锅内烧开做成淋汁。

4 将荞麦面盛碟，加入蛋丝、海苔丝，撒上葱花，再淋上汁便可食用。

　　荞麦中的黄酮成分、锌、维生素 E 等，具有改善人体葡萄糖耐量的功效。荞麦所含芦丁成分可降低血脂和胆固醇，软化血管，预防脑血管出血。

## 原料

荞麦面条 **100 克**，鸡蛋 1 **个**，豆瓣酱、海苔、葱、盐 **各 适 量**，橄榄油 10 **毫升**。

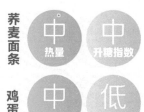

荞麦面条　中 热量　中 升糖指数

鸡蛋　中 热量　低 升糖指数

# 大碗烩莜面

**2 109.4** 千焦

莜面可避免血糖生高过快，可补充多种营养素，但需要严格控制量。

**68.5 克** 碳水化合物　　**21.9 克** 蛋白质　　**16.9 克** 脂肪

## 原料

鸡肉 **50 克**，莜面 **100 克**，鸡汤 **200 毫升**，葱、青椒、盐、醋、白胡椒粉**各适量**，香油 **5 毫升**。

## 做法

1 将鸡肉放入锅中煮熟，捞出，放凉切丝。

2 将青椒洗净切丝；葱切末，备用。

3 取大碗，放入鸡肉丝、葱末、青椒丝、盐、醋、白胡椒粉、香油，浇入鸡汤，调匀。

4 把莜面煮熟，捞入大碗中，拌匀即可。

鸡肉　中 热量　低 升糖指数

莜面　中 热量　低 升糖指数

莜麦在禾谷类作物中蛋白质含量最高，含有人体必需的 8 种氨基酸，氨基酸的组成较平衡。莜麦中的亚油酸，具有降低血液胆固醇的作用。

# 全麦饭

**1441.4** 千焦

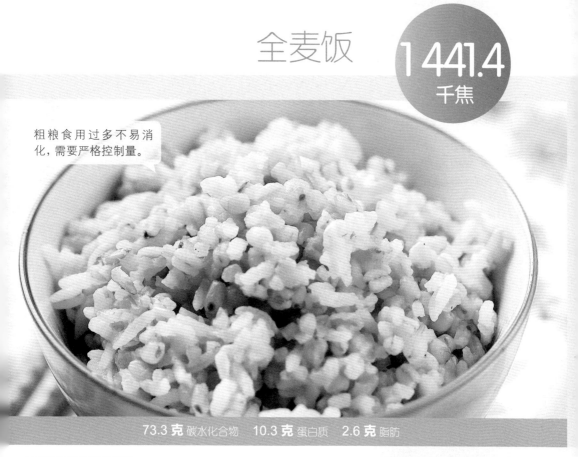

粗粮食用过多不易消化，需要严格控制量。

**73.3 克** 碳水化合物　　**10.3 克** 蛋白质　　**2.6 克** 脂肪

## 做法

1　所有材料浸泡 2 小时。

2　放入锅中，加适量水煮成饭即可。

## 原料

大麦 **20 克**，荞麦 **20 克**，燕麦 **20 克**，小麦 **20 克**，大米 **20 克**。

 大麦和燕麦的升糖指数低，主食讲究粗细搭配，有利于控制血糖，但一定要控制摄入量。

大麦  中 热量  低 升糖指数

燕麦  中 热量  低 升糖指数

# 玉米面发糕

1 465.0 千焦

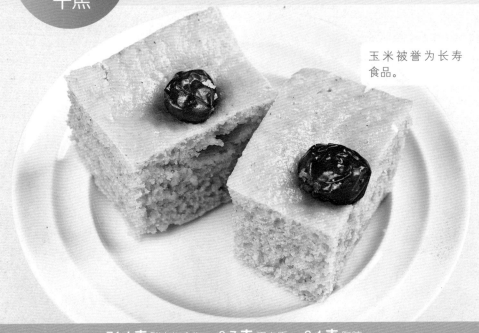

玉米被誉为长寿食品。

**74.4 克** 碳水化合物　　**9.7 克** 蛋白质　　**2.4 克** 脂肪

## 原料

小麦粉、玉米面**各 50 克**，

红枣、酵母粉**各适量**。

小麦粉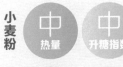

玉米面

## 做法

1 将小麦粉、玉米面混合均匀；酵母粉溶于温水后倒入小麦粉中，揉成均匀的面团。

2 将面团放入蛋糕模具中，放温暖处饧发至 2 倍大。

3 红枣洗净，加水煮 10 分钟；将煮好的红枣嵌入发好的面团表面，入蒸锅。

4 开大火，蒸 20 分钟，立即取出，取下模具，切成块即可。

> 玉米中含有丰富的铬，可增加机体组织对胰岛素的敏感性，是胰岛素的加强剂。玉米还含有较为丰富的膳食纤维，且升糖指数不高，能够起到辅助控制血糖的功效。

# 田园土豆饼

**963.5**
千焦

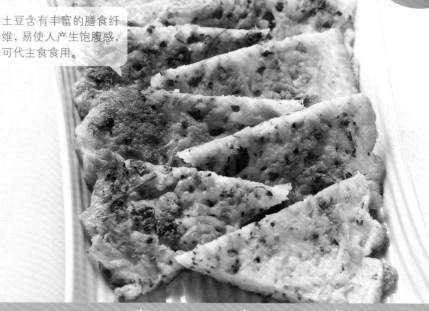

土豆含有丰富的膳食纤维，易使人产生饱腹感，可代主食食用。

**37.3 克** 碳水化合物　**4.9 克** 蛋白质　**12.3 克** 脂肪

## 做法

1　土豆洗净，去皮切块；青椒洗净，切末。

2　土豆块煮熟，压成土豆泥。

3　青椒末、沙拉酱倒入土豆泥中拌匀。

4　将土豆泥擀成小饼，将做好的饼坯裹上一层淀粉。

5　饼坯入油锅煎至两面金黄色即可。

> 土豆满足了人体对优质淀粉和蛋白质的需求，能控制血糖升高，非常适合糖尿病患者作为正餐食用。

## 原料

土豆 **200 克**，青椒 **50 克**，沙拉酱 **15 克**，淀粉**适量**。

土豆　

青椒

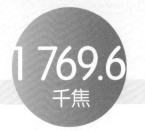

**1 769.6**
千焦

# 豆腐馅饼

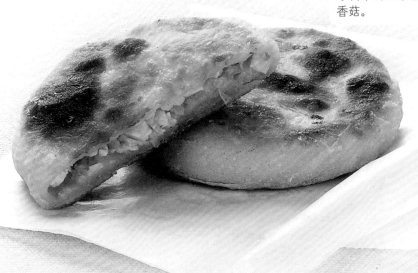

原料中的白菜也可换成香菇。

**78.6 克** 碳水化合物　　**18.6 克** 蛋白质　　**4.5 克** 脂肪

## 原料

小麦粉 **100 克**，豆腐 **80 克**，白菜 **50 克**，姜末、葱末、盐、植物油**各适量**。

## 做法

1　豆腐、白菜洗净，切碎后加入姜末、葱末、盐调成馅。

2　小麦粉加水调成面团，分 10 等份，擀成面皮；馅分 5 份，两张面皮中间放 1 份馅，捏紧。

3　将平底锅烧热，倒入适量植物油，将馅饼煎至两面金黄即可。

白菜

豆腐

 豆腐不仅营养丰富，且容易消化，热量也低，很适合糖尿病患者食用。

# 黑米面馒头

**2 171.5** 千焦

作为主食时适量食用，或仅作点心。严格控制食量。

**109.7 克** 碳水化合物　**15.9 克** 蛋白质　**2.8 克** 脂肪

## 做法

1　将小麦粉、黑米面和酵母粉混合，加入水，揉成光滑的面团，放在温暖处发酵。

2　将面团用手反复揉 10 分钟后搓成长条，切成面块。

3　将蒸锅注水，将面胚摆入，盖上盖，饧发 20 分钟。

4　先大火烧 15 分钟，再转中火蒸 25 分钟，关火，再虚蒸 5 分钟后即可。

 黑米味甘性温，含膳食纤维较多，且淀粉消化速度比较慢，食用后不会造成血糖的剧烈波动。其中的硒可调节体内糖类的正常代谢，减少动脉硬化等血管并发症的发病率。

## 原料

黑米面 **50 克**，小麦粉 **100 克**，酵母粉**适量**。

小麦粉 热量 升糖指数

黑米面 热量 升糖指数

# 菠菜三文鱼饺子

**1 807.0 千焦**

适合肥胖型糖尿病患者食用。

**75.9 克** 碳水化合物　**21.1 克** 蛋白质　**6.0 克** 脂肪

## 原料

三文鱼 **50 克**，菠菜 **50 克**，小麦粉 **100 克**，盐、胡椒粉、姜末、淀粉 **各适量**。

三文鱼  中热量　低升糖指数

菠菜  低热量　低升糖指数

## 做法

1　三文鱼洗净、去骨，切丁；菠菜焯水，切末，挤去多余水分。

2　在三文鱼中加入盐、胡椒粉、姜末、清水、淀粉搅拌至黏稠，再加入菠菜碎末搅拌均匀。

3　将小麦粉加盐 2 克，与水混合揉成面团，做成饺子皮。

4　用做好的三文鱼馅料包成饺子，下锅煮熟即可。

> 三文鱼是所有鱼类中含 omega-3 不饱和脂肪酸最多的一种，可改善人体的胰岛功能，减少患 2 型糖尿病的可能性；菠菜中含有较多的类胡萝卜素等微量元素，并含有膳食纤维，能稳定血糖。

# 小米贴饼

**1855.4**
千焦

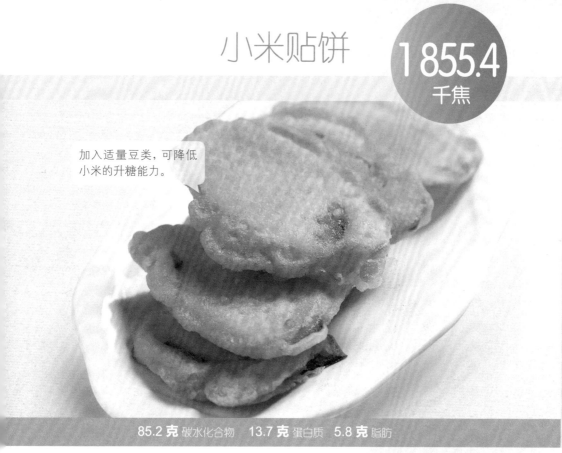

加入适量豆类，可降低小米的升糖能力。

**85.2 克** 碳水化合物　**13.7 克** 蛋白质　**5.8 克** 脂肪

## 做法

1 所有材料加水搅拌成糊。

2 取面糊揉圆后贴在锅中按瘪。

3 待一面可轻松晃动后再翻另一面烤熟。

## 原料

小米 **100 克**，黄豆粉 **20**
**克**，酵母、盐**各适量。**

小米中含有维生素 $B_1$，对糖尿病患者的末梢神经和视觉神经有保护作用，有益于调节血糖水平。小米能健脾和胃、防治消化不良、滋补身体，对身体虚弱、脾胃不佳的糖尿病患者有很好的调补作用。

小米

黄豆粉

## 赤小豆饭

**983.9** 千焦

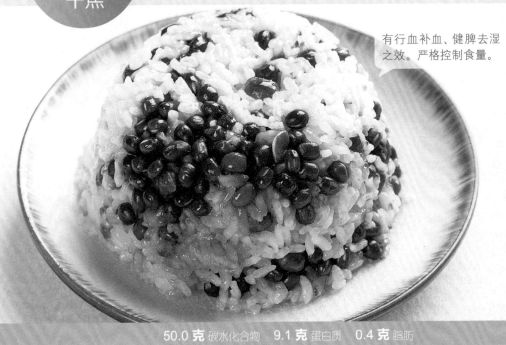

有行血补血、健脾去湿之效。严格控制食量。

50.0 **克** 碳水化合物　　9.1 **克** 蛋白质　　0.4 **克** 脂肪

### 原料

赤小豆 **30 克**，大米 **40 克**。

### 做法

1 赤小豆浸泡一夜，洗净。

2 锅中放入适量清水，再放入赤小豆，煮至八成熟。

3 把煮好的赤小豆和汤一起倒入淘洗干净的大米中，蒸熟即可。

赤小豆　中 热量　低 升糖指数

大米　中 热量　中 升糖指数

赤小豆含有较多的膳食纤维，能够润肠通便，起到辅助降血糖的作用。赤小豆还含有丰富的 B 族维生素和铁质、蛋白质、脂肪、糖类、钙、磷、烟酸等成分，可以清热利尿、祛湿排毒。

# 玉米煎饼

**2 495.0** 千焦

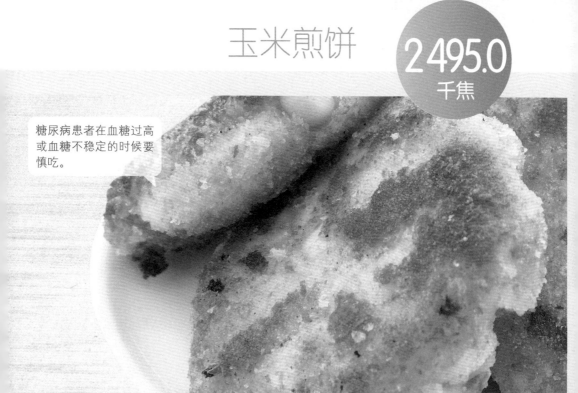

糖尿病患者在血糖过高或血糖不稳定的时候要慎吃。

**111.3 克** 碳水化合物　　**20.3 克** 蛋白质　　**9.7 克** 脂肪

## 做法

1　所有材料放水搅拌成糊。

2　面糊表面有气泡后用小火煎熟即可。

## 原料

玉米面 **100 克**，小麦粉 **50 克**，鸡蛋 **1 个**，盐、发酵粉、植物油**各适量**。

> 玉米有健脾利湿、开胃益智、宁心活血的作用。玉米是肥胖型糖尿病患者及高血压、血脂异常患者的理想食材。玉米中所含的黄体素和玉米黄质可预防老年人眼睛黄斑性病变。

玉米面

小麦粉

**1434.0** 千焦

# 荞麦馒头

可适量调整小麦粉和荞麦粉的比例，作为早餐主食。严格控制食量。

---

**73.3 克** 碳水化合物　　**10.3 克** 蛋白质　　**1.9 克** 脂肪

---

## 原料

小麦粉、荞麦粉**各 50 克**，发酵粉**适量**。

## 做法

1 将所有材料混匀，加水和成面团。

2 充分发酵后做成馒头，饧发 20 分钟，上锅蒸 40 分钟。

**小麦粉**

**荞麦粉**

荞麦升糖指数低，可代替主食。荞麦还含有芦丁，可软化血管，预防脑血管出血，对防治糖尿病并发血脂异常也有益处。

# 炒莜面鱼儿

**2 190.0 千焦**

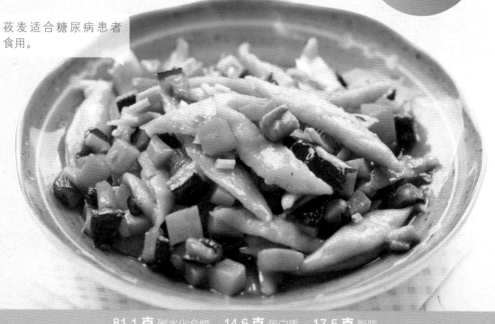

莜麦适合糖尿病患者食用。

**81.1 克** 碳水化合物　　**14.6 克** 蛋白质　　**17.5 克** 脂肪

## 做法

1 胡萝卜、泡发好的香菇洗净切丁；用开水将莜面和成面团，搓成细长条，呈小鱼状。

2 将面鱼儿平铺在蒸屉中，大火蒸 8 分钟，取出备用。

3 另起锅，放入植物油，先爆香葱、姜、盐、干辣椒，再将胡萝卜丁、香菇丁倒入锅中翻炒。

4 翻炒均匀后放入莜面鱼儿，炒匀装盘。

> 莜麦是营养丰富的粮食作物，含有人体必需的多种氨基酸，其组成较平衡。莜麦中含有较多的亚油酸，是人体不能合成的必需脂肪酸，能预防动脉粥样硬化。

## 原料

莜面 100 **克**，胡萝卜 100 **克**，香菇（干）5 **克**，葱、干辣椒、姜、盐**各适量**，植物油 10 **毫升**。

莜面   中 热量  低 升糖指数

胡萝卜  中 热量  低 升糖指数

## 633.3 千焦

# 裙带菜土豆饼

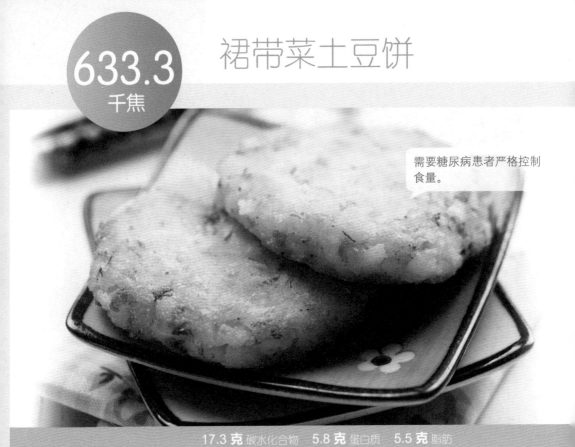

需要糖尿病患者严格控制食量。

**17.3 克** 碳水化合物　　**5.8 克** 蛋白质　　**5.5 克** 脂肪

## 原料

裙带菜 **15 克**，黄皮土豆 **100克**，淀粉 **20克**，盐**适量**，植物油 **5 毫升**。

## 做法

1 裙带菜用热水烫过，切碎；土豆煮熟，去皮，压成土豆泥。

2 在土豆泥中加入裙带菜和盐搅拌均匀，做成小汉堡的形状，均匀地沾上淀粉。

3 平底锅中倒入植物油烧热。

4 将沾上淀粉的土豆饼两面煎黄即可。

土豆　中 热量　中 升糖指数

裙带菜　中 热量　低 升糖指数

裙带菜含有的岩藻黄质，可降低血糖。其含有的特殊的褐藻胶和褐藻聚糖，有降低血压、降低胆固醇、预防动脉硬化的作用。土豆可当主食食用。

# 燕麦面条

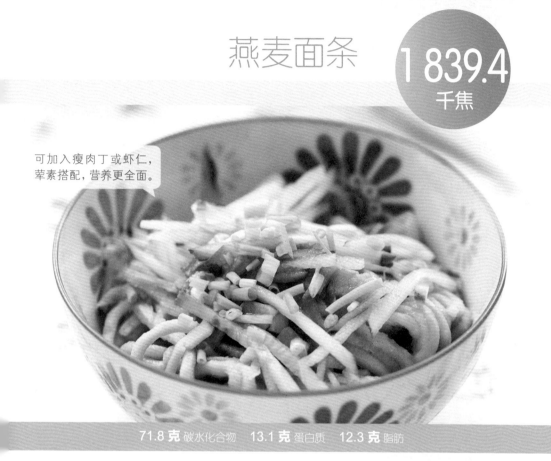

**1839.4** 千焦

可加入瘦肉丁或虾仁，荤素搭配，营养更全面。

**71.8 克** 碳水化合物　　**13.1 克** 蛋白质　　**12.3 克** 脂肪

## 做法

1 将燕麦面制成面团，揪小一点的剂子，搓成细条。

2 将制好的燕麦面条摆放在笼屉中，蒸熟。

3 把蒜蓉、酱油、盐、醋、香油倒在小碗里，调成卤汁。

4 把面条取出，拌散，放在碗里，放黄瓜丝、葱花、白萝卜丝，淋上卤汁，拌匀。

 燕麦的膳食纤维可以延缓糖的吸收，防止餐后血糖急剧升高，这样机体尽管只有较少的胰岛素但也能维持代谢。燕麦还具有润肠通便，改善血液循环，预防骨质疏松的保健功效。

## 原料

燕麦面 **100 克**，黄瓜丝 **50 克**，白萝卜丝 **50 克**，葱花、盐、醋、蒜蓉、酱油 **各适量**，香油 **5 毫升**。

燕麦面  中 热量　 中 升糖指数

黄瓜  低 热量　 低 升糖指数

## 猪肉莜麦面

**2 240.6** 千焦

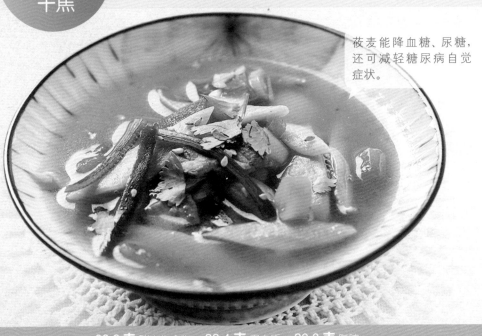

莜麦能降血糖、尿糖，还可减轻糖尿病自觉症状。

**68.6 克** 碳水化合物　**22.4 克** 蛋白质　**20.3 克** 脂肪

### 原料

莜面 100 **克**，猪肉片 50 **克**，豆角丁、海带丝、番茄丁、白芝麻、香菜段、姜片、蒜片、盐、陈醋、酱油 **各适量**，植物油 10 **毫升**。

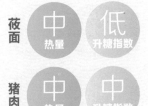

### 做法

1 莜面做成莜面鱼儿蒸熟备用。

2 烧锅放油，加猪肉片、姜片和蒜片炒出香味，放入盐和酱油炒至肉片上色，放入各式蔬菜略炒。

3 放入适量水煮开，放入莜面鱼儿同煮，水开时放入盐及各种调料，装入大碗，撒上香菜段、白芝麻即可。

> 莜麦是适合糖尿病患者经常食用的食品。莜麦食后易引起饱腹感，长期食用具有减肥功效。但对于消化不好的儿童和老年人群来说，每餐的食用量不宜过多。

# 莲子粥

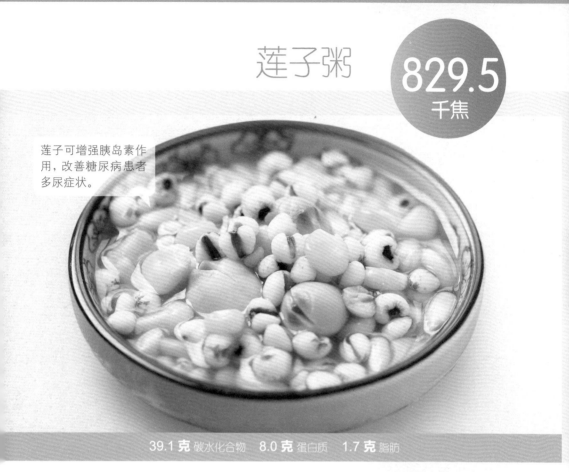

**829.5**
千焦

莲子可增强胰岛素作用，改善糖尿病患者多尿症状。

**39.1 克** 碳水化合物　　**8.0 克** 蛋白质　　**1.7 克** 脂肪

## 做法

1　莲子、薏米提前浸泡；将莲子、薏米、玉米粒淘洗干净，放入锅中。

2　加适量水，熬煮 1 小时，等食材熟烂即可。

## 原料

莲子 **20 克**，薏米 **20 克**，玉米粒 **50 克**。

 莲子是高直链淀粉食品，是糖尿病、胆结石和高血压人群的理想食品，具有防止胆结石形成及降低血液胆固醇的作用。莲子还对改善糖尿病多尿症状有一定作用。

莲子
 中 热量　 低 升糖指数

薏米
 中 热量　 低 升糖指数

# 燕麦香芹粥

**675.3** 千焦

燕麦能防止餐后血糖的急剧升高。

**29.4 克** 碳水化合物　　**5.5 克** 蛋白质　　**3.0 克** 脂肪

## 原料

燕麦 **40 克**，香芹 **50 克**，盐**适量**。

## 做法

1　燕麦淘洗干净；香芹洗净，连叶一起切碎。

2　燕麦放入锅中，加适量清水，煮至粥烂，撒入芹菜碎，调入少许盐，搅匀即可。

燕麦　中 热量　中 升糖指数

香芹　低 热量　低 升糖指数

燕麦中含有的抗氧化剂可以通过抑制黏性分子来有效减少血液中的胆固醇，可预防糖尿病合并血脂异常及冠心病的发生。燕麦还具有润肠通便、改善血液循环、预防骨质疏松的保健功效。

# 黑米党参山楂粥

**1465.0**
千焦

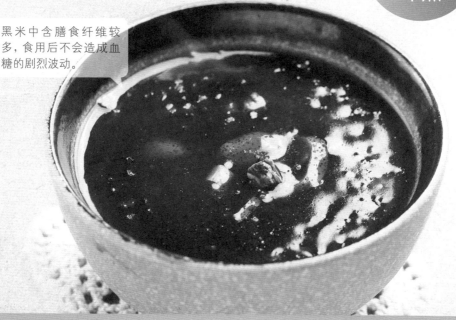

黑米中含膳食纤维较多，食用后不会造成血糖的剧烈波动。

**74.7 克** 碳水化合物　**9.5 克** 蛋白质　**26 克** 脂肪

## 做法

1　党参洗净，切片；山楂洗净，去核切片；黑米淘洗干净。

2　所有材料放入锅内，加水 800 毫升。烧沸后小火煮 55 分钟即可。

## 原料

党参 **15 克**，山楂 **10 克**，黑米 **100 克**。

 黑米中富含黄酮类活性物质，对预防动脉硬化有很大的作用。黑米中的硒可调节体内糖类的正常代谢，能防止脂类在血管壁上的沉积，可预防动脉硬化及冠心病、高血压等血管并发症。

党参  中 热量  低 升糖指数

山楂  中 热量  低 升糖指数

# 肉、蛋、奶,解馋又控糖

## 地黄麦冬煮鸭

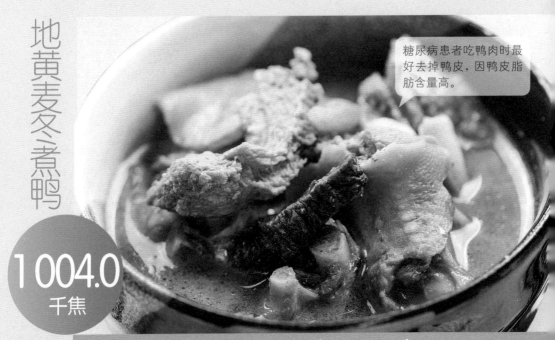

糖尿病患者吃鸭肉时最好去掉鸭皮,因鸭皮脂肪含量高。

### 1004.0 千焦

0.2 克 碳水化合物　　15.5 克 蛋白质　　19.7 克 脂肪

## 原料  6

鸭肉 500 **克**,**生地黄**、**麦冬**、**料酒**、**姜**、**盐各适量**。

## 做法

1. 将生地黄洗干净,切片;将浸泡一夜后的麦冬去梗,洗净。

2. 鸭肉洗净,切块;姜拍松。

3. 将生地黄、麦冬、鸭肉块、料酒、姜一起放入砂锅内,加适量水,大火烧开。

4. 水烧开后改小火炖 35 分钟,加盐调味即可。

> 生地黄能够增强胰岛素的敏感性,对糖尿病患者非常有利;鸭肉中主要是不饱和脂肪酸,能降低胆固醇。 鸭肉滋阴补血,姜味辛性温,一起烹调,可促进血液循环,有益糖尿病患者的血管健康。

鸭肉  中 热量  中 升糖指数

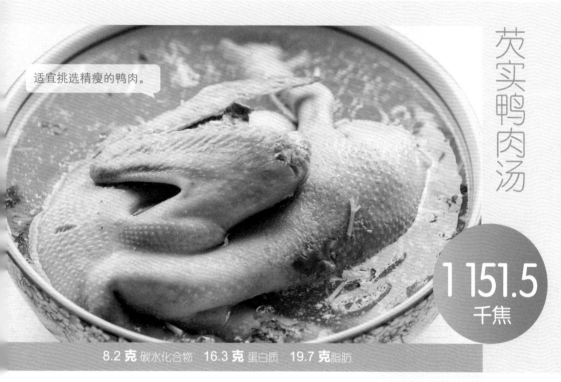

适宜挑选精瘦的鸭肉。

## 芡实鸭肉汤

**1151.5** 千焦

8.2 **克** 碳水化合物　16.3 **克** 蛋白质　19.7 **克** 脂肪

### 做法

1　鸭去毛及内脏，洗净。

2　将芡实填入鸭腹内。

3　将鸭放入煲汤锅内，小火煲2小时。

4　待鸭煮熟烂后加盐调味即可。

### 原料

鸭1**只**，芡实10**克**，盐**适量**。

芡实是天然补品，有"水中人参"之称，其含有的糖脂类化合物具有较强抵抗自由基和抗心肌缺血的能力；鸭肉中的脂肪主要是不饱和脂肪酸，有助于降低胆固醇，对糖尿病患者有保健作用，还能预防糖尿病并发血管疾病。

鸭肉

# 洋参山楂炖乌鸡

**464.0 千焦**

乌鸡连骨炖，滋补效果最佳，适合糖尿病患者补益身体。

**0.3 克** 碳水化合物　**22.3 克** 蛋白质　**2.3 克** 脂肪

## 原料

乌鸡 **1只**，西洋参、山楂、蒜、葱、盐、姜**各适量**。

## 做法

1 西洋参、山楂洗净后切成片；蒜去皮后一切两半；姜切片；葱切段。

2 乌鸡宰杀后，去毛、内脏及爪并洗净。

3 乌鸡置于炖锅内，加入西洋参、山楂、姜片、葱段、蒜瓣和1500毫升清水。

4 大火烧沸，撇去浮沫，再用小火炖煮1小时，加盐即可。

> 乌鸡含有抗氧化作用的物质，可改善肌肉强度，延缓衰老，有利于预防糖尿病；乌鸡营养丰富，胆固醇和脂肪含量少；山楂能活血通脉，降低血脂，抗动脉硬化，预防糖尿病血管并发症。

乌鸡

# 鸡蛋羹

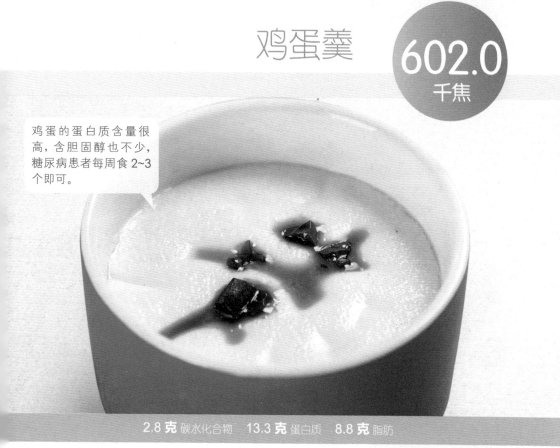

602.0
千焦

鸡蛋的蛋白质含量很高，含胆固醇也不少，糖尿病患者每周食 2~3 个即可。

**2.8 克** 碳水化合物　　**13.3 克** 蛋白质　　**8.8 克** 脂肪

## 做法

1 用打蛋器把鸡蛋打散后加入少量盐，再加温水。

2 放蒸锅隔水蒸 12 分钟，蒸熟后放生抽、葱花即可。

## 原料

鸡蛋 **2 个**，盐、生抽、葱花 **各适量**。

 鸡蛋中含有较多维生素 $B_2$，可防治由高血糖引起的周围神经病变和眼部病变。鸡蛋中的维生素 $B_2$ 能分解脂肪，维持脂类正常代谢，可预防动脉硬化和肥胖症，防治心血管疾病。

鸡蛋

中
热量

低
升糖指数

## 485.0 千焦

# 五香驴肉

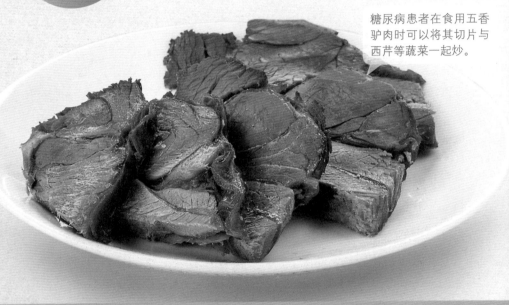

糖尿病患者在食用五香驴肉时可以将其切片与西芹等蔬菜一起炒。

**0.4 克** 碳水化合物　　**21.5 克** 蛋白质　　**3.2 克** 脂肪

## 原料

驴肉 100 **克**，花椒、八角、葱、姜、蒜、料酒、酱油、盐**各适量**。

## 做法

1　将驴肉放入锅中，加入没过肉的清水，大火煮沸后撇去浮沫。

2　再将全部调料放入锅中，大火煮沸后，用中火焖煮 2 个小时即可。

"
驴肉中氨基酸含量丰富，其氨基酸构成比较全面，能营养胰岛细胞，改善胰腺功能，促进胰岛素的分泌，调节血糖水平。驴肉的不饱和脂肪酸含量远远高于牛肉，是典型的高蛋白肉类。"

驴肉  热量  升糖指数

# 黄瓜炒兔肉

**856.9**
千焦

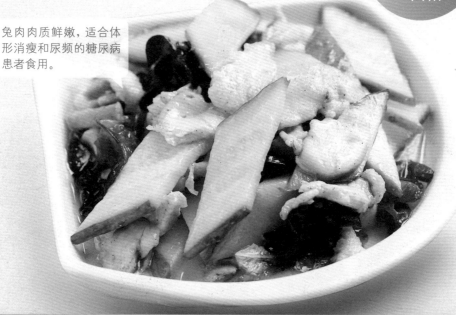

兔肉肉质鲜嫩，适合体形消瘦和尿频的糖尿病患者食用。

**3.9 克** 碳水化合物　　**20.5 克** 蛋白质　　**2.4 克** 脂肪

## 做法

1　黄瓜洗净，切成片；木耳洗净，撕小片；兔肉切片。

2　锅中倒入植物油，炒香葱、姜，下入兔肉片炒散，再下入木耳片、黄瓜片，加盐炒匀至熟即可。

## 原料

黄瓜 **50 克**，兔肉 **100 克**，

木耳 **25 克**，姜、葱、盐

**各适量**，植物油 **10 毫升**。

兔肉属于高蛋白质、低脂肪、低胆固醇的肉类，尤其是脂肪和胆固醇含量低于其他肉类，适合伴高胆固醇的糖尿病患者食用。兔肉味甘性凉，具有补中益气、清热止渴等功效。

兔肉

黄瓜

# 炖老鸭

**1188.8 千焦**

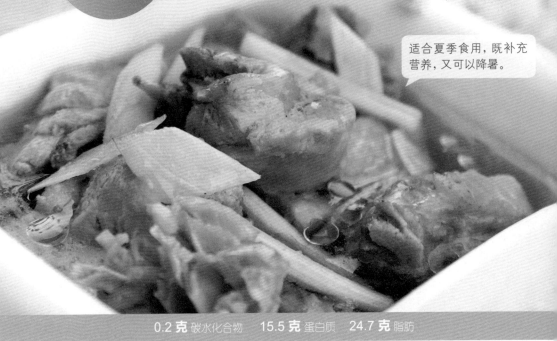

适合夏季食用,既补充营养,又可以降暑。

0.2 **克** 碳水化合物　　15.5 **克** 蛋白质　　24.7 **克** 脂肪

## 原料

鸭肉 100 **克**,葱段、姜片、**盐各适量**,植物油 5 **毫升**。

## 做法

1　将鸭肉洗净,斩小块。

2　油锅六成热,爆香葱段、姜片,放入鸭肉,翻炒后加适量水。

3　小火炖煮 1 小时,加盐即可。

 鸭肉中的脂肪主要是不饱和脂肪酸,有助于降低胆固醇,对糖尿病患者有保健作用,还能预防糖尿病并发血管疾病。

**鸭肉**   热量  升糖指数

# 猕猴桃肉丝

**855.0**
千焦

新鲜绿色的猕猴桃维生素含量高。

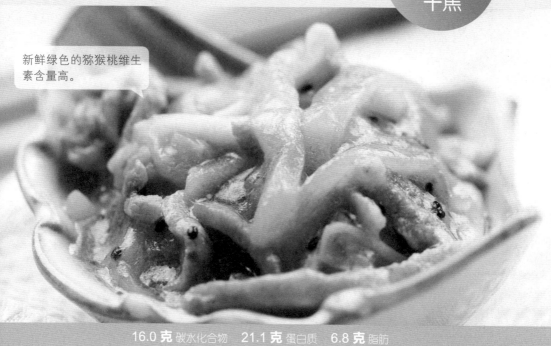

**16.0 克** 碳水化合物　**21.1 克** 蛋白质　**6.8 克** 脂肪

## 做法

1 猪瘦肉切丝；猕猴桃去皮切丝。

2 用碗将盐、料酒、胡椒粉、水淀粉兑成芡汁。

3 油锅烧热，猪肉丝炒散，下猕猴桃丝略炒，倒入芡汁，收汁起锅即可。

## 原料

猪瘦肉 **100 克**，猕猴桃 **100 克**，料酒、胡椒粉、水淀粉、盐 **各适量**。

 猕猴桃中的肌醇是天然糖醇类物质，能调节糖代谢。猕猴桃属于膳食纤维丰富的低脂肪食品。特别是猕猴桃中富含维生素 C，有助于糖尿病患者增强抗感染的能力。

猪瘦肉

猕猴桃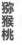

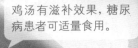

# 药芪炖母鸡

**1 119.0 千焦**

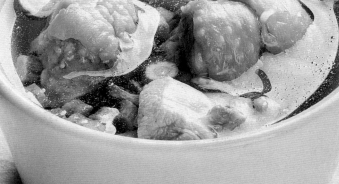

鸡汤有滋补效果，糖尿病患者可适量食用。

**8.3 克** 碳水化合物　**20.7 克** 蛋白质　**16.8 克** 脂肪

## 原料

山药 **20 克**，母鸡 **100 克**，黄芪、料酒、盐**各适量**。

## 做法

1 母鸡剁块，放入锅中。

2 放入黄芪、料酒，加适量水。

3 煮至八成烂，再放入山药。

4 待煮鸡肉熟烂好后，放入适量盐即可。

**母鸡**

**山药**

 黄芪能改善人体糖耐量异常的状况，增强胰岛素敏感性，但不影响胰岛素分泌；鸡肉中的蛋白质含量高，消化率高，易被人体吸收利用，可增强体力，对糖尿病患者有很好的补益功效。

# 鸳鸯鹌鹑蛋

### 456.0
千焦

鹌鹑蛋胆固醇、脂肪等含量要比鸡蛋低，适合糖尿病患者食用。

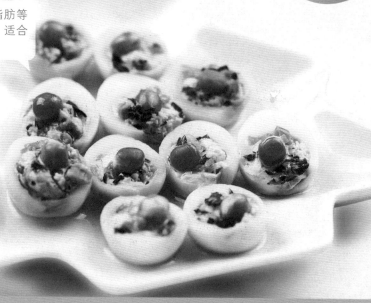

**10.0 克** 碳水化合物　**11.4 克** 蛋白质　**3.3 克** 脂肪

## 做法

1 将 1 个鹌鹑蛋磕开，把蛋清、蛋黄分别放碗中，其余煮熟去壳。

2 木耳、北豆腐剁碎，加盐和蛋清调匀成馅。

3 将每个鹌鹑蛋切开，去蛋黄，填入馅料，用豌豆点成眼睛，制成鸳鸯蛋生坯，上笼蒸 10 分钟。

4 炒锅上火，放入高汤，加盐、料酒，汤沸时用水淀粉勾兑成水芡，浇在蛋上即可。

鹌鹑蛋可辅助治疗糖尿病、水肿、肥胖型高血压等多种疾病。其含有丰富的卵磷脂，有健脑的作用。

## 原料

鹌鹑蛋 **100 克**，木耳 **10 克**，北豆腐 **10 克**，豌豆 **10 克**，水淀粉、盐、料酒、高汤**各适量**。

鹌鹑蛋　中 热量　低 升糖指数

木耳　中 热量　低 升糖指数

# 牛奶牡蛎煲

**715.8**
千焦

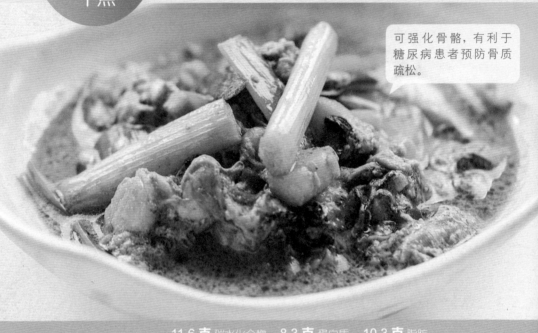

可强化骨骼，有利于糖尿病患者预防骨质疏松。

**11.6 克** 碳水化合物　　**8.3 克** 蛋白质　　**10.3 克** 脂肪

## 原料

牛奶 100 **毫升**，牡蛎肉 100 **克**，葱、青蒜、姜、盐、蒜 **各适量**，植物油 5 **毫升**。

## 做法

1　牡蛎肉洗净，放入沸水内稍烫即捞起，备用。

2　蒜拍扁，切碎；葱、姜切丝；青蒜洗净，切段。

3　烧热砂锅，下植物油，放入姜、蒜、葱、青蒜爆香，下牡蛎同爆片刻，倒入牛奶。

4　加盖煮七八分钟，加入剩下的葱和少许盐，炒匀即可。

牛奶

牡蛎

" 牡蛎是高蛋白、低糖食品，易于消化吸收，且锌含量高，食用后可增加胰岛素的敏感性。牛奶是低升糖指数食物，含有大量的钙，且钙、磷比例搭配较合理，容易被吸收，还能促进胰岛素的分泌。"

# 魔芋鸭

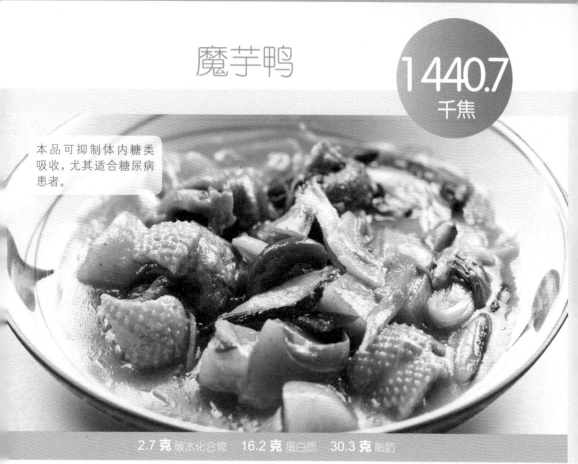

**1440.7** 千焦

本品可抑制体内糖类吸收，尤其适合糖尿病患者。

**2.7 克** 碳水化合物　　**16.2 克** 蛋白质　　**30.3 克** 脂肪

## 做法

1　精瘦鸭剁小块；香菇洗净，切片；青蒜洗净，斜切片。

2　锅内加水烧开，下入姜片、鸭块焯烫后捞出。

3　锅内放植物油烧热，下姜片、葱段炒香，下鸭块、香菇、料酒，加清水，大火烧开，改小火烧至熟烂。

4　下入魔芋块略烧，再放入盐、红辣椒，撒上青蒜片，装盘即可。

> 魔芋中的大量水溶性膳食纤维可吸附糖类，能有效降低餐后血糖，其葡甘露聚糖有抑制胆固醇吸收的作用；鸭肉中的脂肪主要是不饱和脂肪酸，有助于降低胆固醇。

## 原料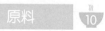

精瘦鸭 **100 克**，魔芋 **50 克**，香菇 **15 克**，植物油 **10 毫升**，红辣椒、青蒜、料酒、葱段、姜片、盐**各适量**。

精瘦鸭

魔芋

## 906.6 千焦

# 芹菜牛肉丝

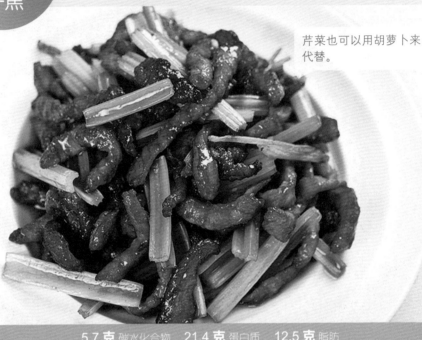

芹菜也可以用胡萝卜来代替。

**5.7 克** 碳水化合物　　**21.4 克** 蛋白质　　**12.5 克** 脂肪

### 原料

牛肉 100 **克**，芹菜 100 **克**，酱油、水淀粉、盐、葱丝、姜末**各适量**，橄榄油 10 **毫升**。

### 做法

1 牛肉洗净，切丝，加酱油、水淀粉腌制 1 小时左右；芹菜择叶，去根，洗净，切段。

2 热锅放橄榄油，下姜末和葱丝煸香，然后加入腌制好的牛肉丝和芹菜段翻炒，可适当加一点清水。

3 最后放入适量盐，出锅即可。

牛肉　中 热量　中 升糖指数

芹菜　低 热量　低 升糖指数

> 芹菜富含膳食纤维，能阻碍消化道对糖的吸收，降低血糖，其所含黄酮类物质，可改善微循环，促进糖的转化；牛肉锌含量高，锌能支持蛋白质的合成，增强肌肉力量，提高胰岛素合成的效率。

# 板栗黄焖鸡

**1 320.1** 千焦

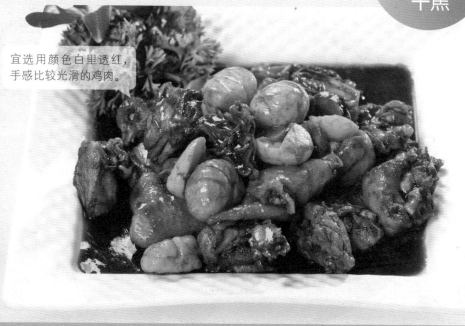

宜选用颜色白里透红，手感比较光滑的鸡肉。

**23.6 克** 碳水化合物　　**21.5 克** 蛋白质　　**15.3 克** 脂肪

## 做法

1 将板栗切两半，煮熟后捞出，去壳；鸡胸肉切块。

2 油锅烧热，爆香葱段，加鸡块煸炒，加清水及盐、白糖、黄酒，用中火煮。

3 煮沸后，用小火焖至鸡肉将要酥烂时，倒入板栗一块焖。待酥透后，用水淀粉勾芡即可。

 鸡肉中的蛋白质含量高，而且消化率高，容易被人体吸收利用，可以增强体力，对糖尿病患者有很好的滋补功效。

## 原料

鸡胸肉 **100 克**，板栗 **50 克**，水淀粉、黄酒、葱段、白糖、盐**各适量**，橄榄油 **10 毫升**。

鸡胸肉　　

板栗

## 1354.0 千焦

# 胡萝卜牛蒡排骨汤

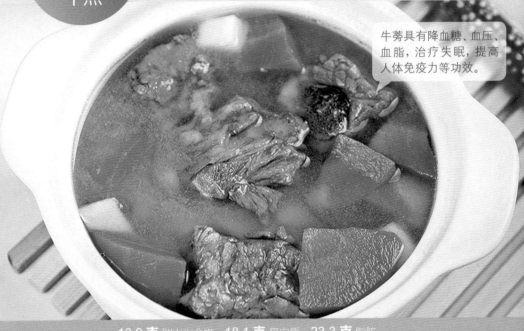

牛蒡具有降血糖、血压、血脂，治疗失眠，提高人体免疫力等功效。

**10.9 克** 碳水化合物　**18.1 克** 蛋白质　**23.3 克** 脂肪

## 原料

猪小排 100 **克**，胡萝卜 100 **克**，牛蒡、盐**各适量**。

## 做法

1 猪小排洗净，斩段，焯烫去血沫，洗净；胡萝卜洗净，切块；牛蒡刷去表面的黑色外皮，切段。

2 把排骨段、牛蒡段、胡萝卜块放入锅中，加适量清水，大火煮开，转小火炖 1 小时，出锅时加盐即可。

猪小排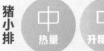

胡萝卜

胡萝卜中的胡萝卜素、叶酸可抗癌。胡萝卜素能在体内转化为维生素 A，可防治夜盲症、眼干燥症。胡萝卜富含 B 族维生素、视黄醇和胡萝卜素，可防治糖尿病并发症。

# 山药炖排骨

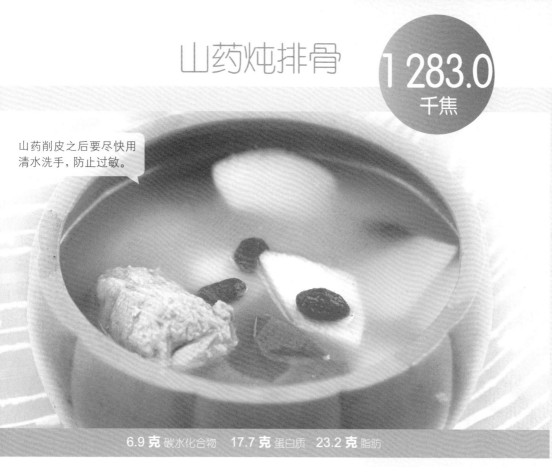

**1 283.0** 千焦

山药削皮之后要尽快用清水洗手，防止过敏。

**6.9 克** 碳水化合物　　**17.7 克** 蛋白质　　**23.2 克** 脂肪

## 做法

1　山药去皮，洗净切成厚片。

2　将猪小排用热水焯烫，洗净，放入锅中加水煮 20 分钟后加入山药，并加入米酒、姜片、冰糖、枸杞子。

3　以中火继续熬煮 15 分钟，加盐调味即可。

## 原料

猪小排 **100 克**，山药 **50 克**，米酒、盐、姜片、 冰糖、枸杞子 **各适量**。

 山药含有氨基酸、胆碱、维生素 $B_2$，是一味平补脾胃的药食两用之品，主治糖尿病伴消渴，具有防治糖尿病的作用。

猪小排   中 热量  中 升糖指数

山药  中 热量  低 升糖指数

**902.6**
千焦

# 菠菜炒鸡蛋

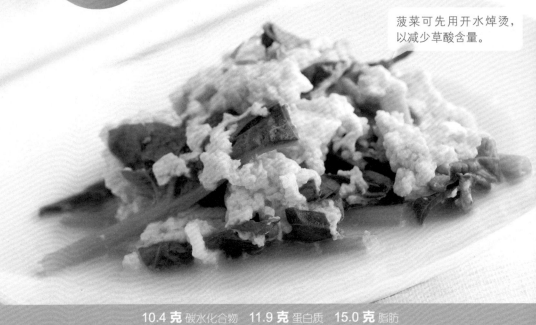

菠菜可先用开水焯烫，
以减少草酸含量。

**10.4 克** 碳水化合物　**11.9 克** 蛋白质　**15.0 克** 脂肪

| 原料 |  |
| --- | --- |

菠菜 **200 克**，鸡蛋 **1 个**，
植物油 **10 毫升**，盐 **适量**。

## 做法

1 菠菜洗净，焯水切碎。

2 将鸡蛋磕入碗内，加盐，打散，入油锅炒熟盛出。

3 将菠菜炒熟，加入鸡蛋拌匀，加盐调匀即可。

鸡蛋  中 热量　低 升糖指数

菠菜  低 热量　低 升糖指数

" 菠菜中的钙含量较高，搭配磷含量高的鸡蛋，有助于人体达到钙与磷的摄取平衡。糖尿病患者经常食用此菜，可以很好地控制血糖。

# 青椒炒蛋

## 1074.6 千焦

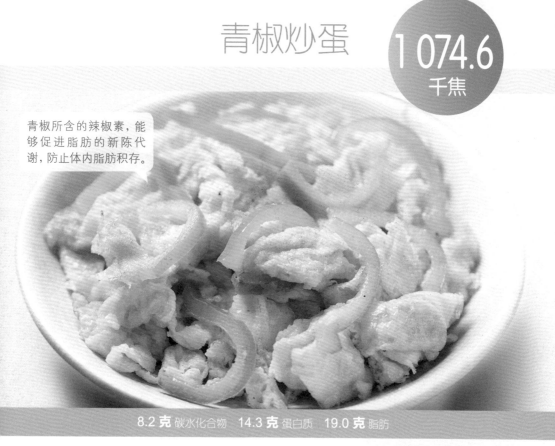

青椒所含的辣椒素，能够促进脂肪的新陈代谢，防止体内脂肪积存。

**8.2 克** 碳水化合物　**14.3 克** 蛋白质　**19.0 克** 脂肪

## 做法

1　青椒洗净，切丝；鸡蛋打入碗中，搅匀。

2　油锅烧热，将鸡蛋倒入锅中，快速翻炒后盛出。

3　倒入青椒丝，大火翻炒至断生。

4　倒入鸡蛋，加盐翻炒后即可。

## 原料

鸡蛋 **2 个**，青椒 **100 克**，盐**适量**，橄榄油 **10 毫升**。

 青椒可促进糖分代谢，降低血糖和尿糖，起到辅助调节血糖作用；鸡蛋富含蛋白质，可以补充身体所需营养素。本品适合糖尿病患者食用。

鸡蛋  中 热量  低 升糖指数

青椒  低 热量  低 升糖指数

## 1 118.6 千焦

# 鸡肉扒油菜

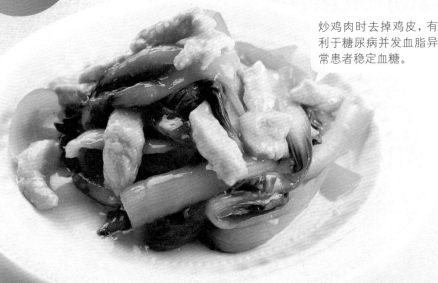

炒鸡肉时去掉鸡皮，有利于糖尿病并发血脂异常患者稳定血糖。

**2.9 克** 碳水化合物　**20.6 克** 蛋白质　**19.6 克** 脂肪

### 原料  5

鸡胸肉 **100 克**，油菜 **100 克**，盐、葱花**各适量**，橄榄油 **10 毫升**。

### 做法

1. 将鸡胸肉洗净切块；油菜洗净，切段。

2. 油锅六成热，放入葱花，煸出香味后放入鸡胸肉，大火翻炒片刻，再加入油菜，炒熟后，加盐即可。

**鸡胸肉**　中 热量　低 升糖指数

**油菜**　低 热量　低 升糖指数

> 鸡肉中含有丰富的蛋白质和锌元素，可降低血糖浓度，增强机体对葡萄糖的利用率。本品营养丰富，糖尿病患者可经常食用。

# 西葫芦炒虾皮

**950.0** 千焦

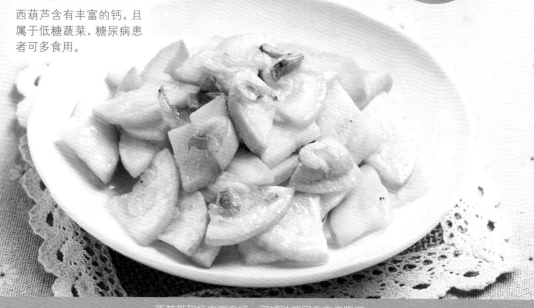

西葫芦含有丰富的钙，且属于低糖蔬菜，糖尿病患者可多食用。

西葫芦和虾皮富含钙，可辅助糖尿病患者降糖

## 做法

1 将西葫芦洗净，切片；虾皮洗净。

2 锅内放植物油，将西葫芦煸炒至八成熟，加入虾皮继续炒至食材熟透，加盐调味即可。

 西葫芦含有维生素 C，可增强胰岛素的作用，调节血糖，有效预防糖尿病。西葫芦富含蛋白质和钙元素，是糖尿病患者的优选蔬菜。西葫芦还含有瓜氨酸、腺嘌呤、天门冬氨酸等物质，且钠含量很低。

## 原料

西葫芦 100 **克**，虾皮 50 **克**，盐 2 **克**，植物油 10 **毫升**。

西葫芦   低 热量　低 升糖指数

虾皮   中 热量　低 升糖指数

## 953.7 千焦

# 太子参煲鸽汤

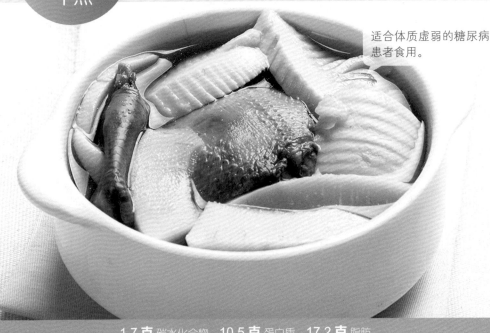

适合体质虚弱的糖尿病患者食用。

**1.7 克** 碳水化合物　**10.5 克** 蛋白质　**17.2 克** 脂肪

### 原料

鸽子 **1 只**，太子参 **10 克**，香油 **3 毫升**，盐**适量**。

### 做法

1　将鸽子洗净去内脏，把太子参放入鸽子体内。

2　把鸽子放入锅中，加适量水，大火煮沸后，改小火慢炖 1 小时。

3　放入适量香油、盐即可。分成多份食用。

鸽肉

太子参

❝ 鸽肉富含优质蛋白，且易于消化，是糖尿病患者补充优质蛋白质的主要肉食之一。能补肝益肾、益气补血，适合消瘦型糖尿病患者及并发高血压、血脂异常、冠心病患者食用。❞

# 鸡丝炒豇豆

**1 195.6** 千焦

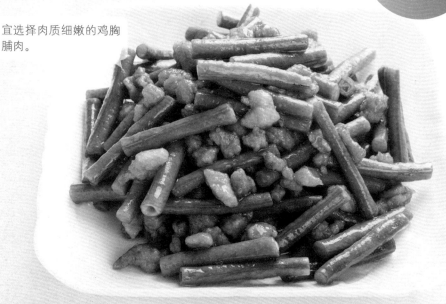

宜选择肉质细嫩的鸡胸脯肉。

**14.1 克** 碳水化合物　　**24.8 克** 蛋白质　　**15.4 克** 脂肪

## 做法

1　鸡胸肉切丝，加少许植物油拌匀。

2　长豇豆洗净，切寸段，用大火沸水焯至变色，捞出控水。

3　炒锅放植物油，下葱、姜炝锅后放鸡丝，炒至变色。

4　加入豇豆、酱油、盐，炒入味即可。

## 原料

长豇豆 200 **克**，鸡胸肉 100 **克**，酱油、葱、姜、盐 **各适量**，植物油 10 **毫升**。

 鸡肉蛋白质含量高，消化率高，易被人体吸收利用，可增强体力；鸡胸肉中含 B 族维生素，具有消除疲劳、滋润皮肤的作用；豇豆中含烟酸，是天然的血糖调节剂。

**鸡胸肉**  中 热量　 低 升糖指数

**长豇豆**  低 热量　 低 升糖指数

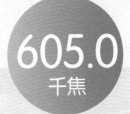

**605.0**
千焦

# 驴肉山药汤

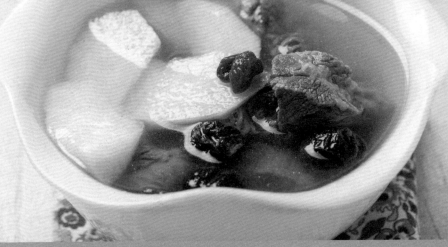

可加少量苏打水，去除驴肉腥味。

**6.6 克** 碳水化合物　**22.5 克** 蛋白质　**3.3 克** 脂肪

## 原料

驴肉 **100 克**，山药 **50 克**，枸杞子、葱花、盐、姜片**各适量**。

## 做法

1 将驴肉洗净，切块，焯水；山药去皮，切片；枸杞子洗净。

2 锅中加水，放入驴肉、枸杞子、山药、葱花、姜片，大火煮开后，小火慢炖 2 小时，最后加盐即可。

驴肉

枸杞子

现代营养学研究发现，驴肉中氨基酸含量丰富，对糖尿病和动脉硬化、冠心病、高血压有良好的保健作用。

# 枸杞山药羊肉汤

## 367.0 千焦

枸杞子能提高糖耐量，防止餐后血糖升高。

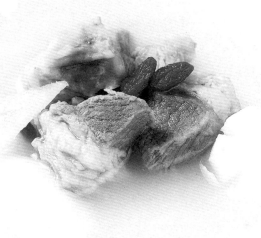

**6.3 克** 碳水化合物  **11.2 克** 蛋白质  **2.1 克** 脂肪

## 做法

1 枸杞子洗净；山药去皮，切片；羊肉焯一下，洗净。

2 锅中加水，放入枸杞子、羊肉，大火煮开后，改小火炖 1 小时。

3 加入山药，炖到山药熟烂即可。

## 原料

山药 **50 克**，羊肉 **50 克**，枸杞子 **适量**。

 枸杞子能提高糖耐量，防止餐后血糖过快上升。山药中的黏液蛋白质能防止脂肪堆积在血管壁上，保持血管弹性。此汤适合糖尿病患者食用。

羊肉  中 热量  低 升糖指数

山药  中 热量  低 升糖指数

**695.0** 千焦

# 南瓜瘦肉汤

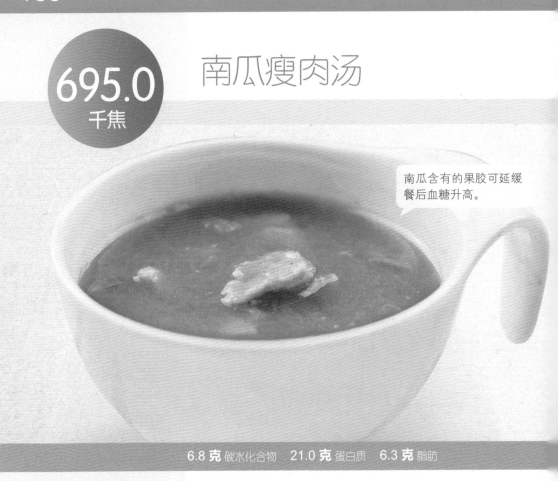

南瓜含有的果胶可延缓餐后血糖升高。

**6.8 克** 碳水化合物　　**21.0 克** 蛋白质　　**6.3 克** 脂肪

| 原料 |  |
|---|---|

南瓜 **100 克**、猪瘦肉 **100 克**,盐、香油 **各适量**。

## 做法

1 南瓜洗净,切块;猪瘦肉洗净,切片。

2 将南瓜、猪瘦肉同入锅中,加水 700 毫升,煮至瓜烂肉熟,加入盐、香油调匀即可。

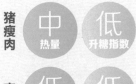

猪瘦肉　中 热量　低 升糖指数

南瓜　低 热量　低 升糖指数

南瓜中的铬是胰岛细胞合成胰岛素必需的微量元素,铬能改善糖代谢,适量食用,对糖尿病患者有益。南瓜还有利水功效,对改善糖尿病并发肾病者的水肿症状有利。

# 玉米排骨汤

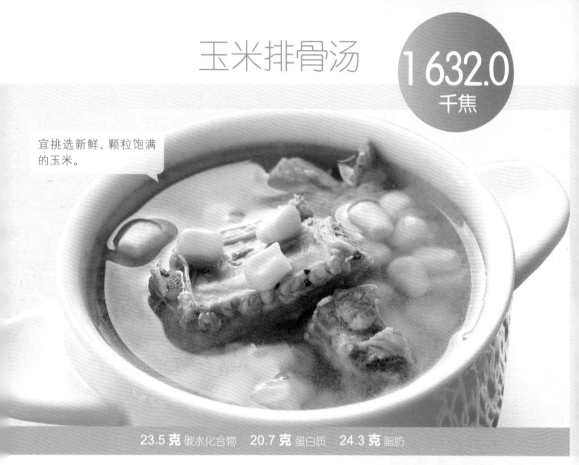

**1632.0** 千焦

宜挑选新鲜、颗粒饱满的玉米。

**23.5 克** 碳水化合物　**20.7 克** 蛋白质　**24.3 克** 脂肪

## 做法

1 将玉米、排骨洗净，切块。

2 和姜一起放入煲汤锅中煮熟，再放入盐即可。

## 原料  4

玉米 **100 克**、排骨 **100 克**，

盐、姜 **各适量**。

玉米有降血压、降血糖的功效，是糖尿病患者的理想食品。不同的玉米升高血糖的效果是不一样的。其中，甜玉米升糖速度最快，黏玉米第二，升糖最慢的是老玉米。吃玉米的时候，最好选择升糖慢的品种。

排骨　（中 热量）（中 升糖指数）

玉米　（中 热量）（低 升糖指数）

## 706.0 千焦

# 鸡肉蛋花木耳汤

木耳可提前泡发洗净，撕成小朵。

**5.0 克** 碳水化合物　**17.1 克** 蛋白质　**9.2 克** 脂肪

## 原料

鸡胸肉**50克**，鸡蛋**1个**，泡发木耳**50克**，淀粉、酱油、料酒、盐、高汤**各适量**。

## 做法

1　鸡胸肉横纹切片，用刀背拍松，加酱油、料酒、淀粉调匀。

2　木耳洗净。

3　鸡蛋打匀，加少许盐。

4　高汤放锅内煮开，木耳先煮，再放入鸡片，最后倒入鸡蛋，再煮片刻，加盐便可。

鸡胸肉

鸡蛋

"
鸡肉、木耳、鸡蛋都是低脂高蛋白食品，可行气健脾、养心宁神、降压通便。
"

# 萝卜牛肉汤

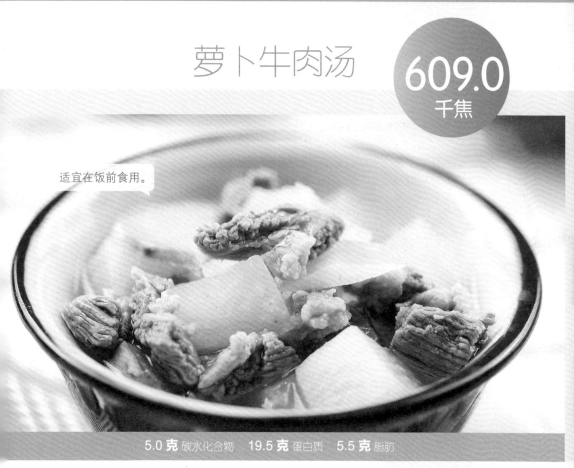

**609.0**
千焦

适宜在饭前食用。

**5.0 克** 碳水化合物　　**19.5 克** 蛋白质　　**5.5 克** 脂肪

## 做法

1　将牛肉、白萝卜洗净，切块。

2　把煲汤锅中的水烧开，放入白萝卜、牛肉、姜片炖熟，最后加入盐即可。

## 原料

白萝卜 100 **克**、牛肉 100 **克**，姜片、盐**各适量**。

 牛肉中锌含量高，可提高胰岛素合成的效率，其中的硒还可促进胰岛素合成；白萝卜所含热量较少，含水分多，糖尿病患者食后易产生饱腹感，从而控制食物的过多摄入，保持合理体重。

牛肉

白萝卜

## 332.4 千焦

# 紫菜蛋花汤

> 热量较低，饭前饮用有饱腹感，降低主食摄入量。

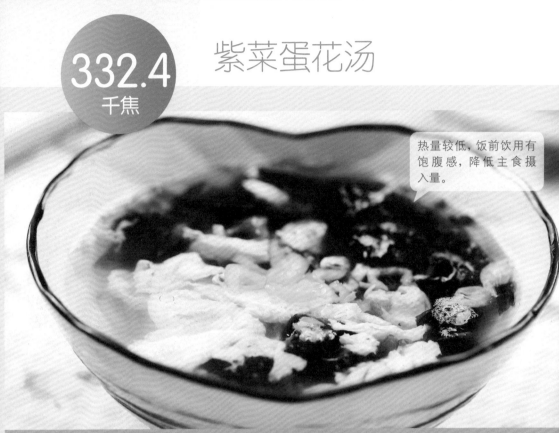

**2.7 克** 碳水化合物　　**7.5 克** 蛋白质　　**4.4 克** 脂肪

## 原料

紫菜（干）**3 克**，鸡蛋 1 **个**，葱花、虾皮、香油、盐**各适量**。

## 做法

1 将紫菜洗净，撕碎放入碗中，加入适量虾皮。

2 鸡蛋放入碗中，打成蛋液。

3 在锅中放入适量的水烧开，然后淋入鸡蛋液。

4 等鸡蛋花浮起时，加盐，倒入紫菜和虾皮，淋入香油，撒上葱花即可。

紫菜（干）
中 热量　低 升糖指数

鸡蛋
中 热量　低 升糖指数

> 紫菜中含有丰富的紫菜多糖、蛋白质、脂肪、胡萝卜素、维生素等营养物质，特别是其中所含的紫菜多糖能够有效降低空腹血糖。糖尿病患者可以适当食用紫菜，来辅助降低血糖。

# 香橙鸡肉沙拉

**984.3** 千焦

去皮鸡胸肉用水煮熟后食用。

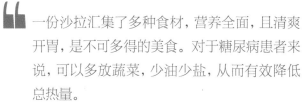

**15.3 克** 碳水化合物  **21.8 克** 蛋白质  **10.5 克** 脂肪

## 做法

1 去皮鸡胸肉洗净，放入加葱段、姜片的沸水中，煮熟，捞出沥干，晾凉后撕成丝。

2 橙子去皮，切成小块；芹菜、苦苣分别洗净，芹菜斜切成小段，苦苣用手撕成小朵。

3 将橄榄油、白酒醋、洋葱碎、盐和黑胡椒混合搅拌均匀，制成沙拉酱汁。

4 将食材装盘，淋上沙拉酱汁，搅拌均匀即可。

> 一份沙拉汇集了多种食材，营养全面，且清爽开胃，是不可多得的美食。对于糖尿病患者来说，可以多放蔬菜，少油少盐，从而有效降低总热量。

## 原料

去皮鸡胸肉 **100 克**，橙子 **50 克**、芹菜 **50 克**，苦苣、葱段、姜片、白酒醋、洋葱碎、黑胡椒、盐 **各适量**，橄榄油 **5 毫升**。

鸡胸肉

橙子

# 水产类，糖尿病患者首选

青椒炒鳝段

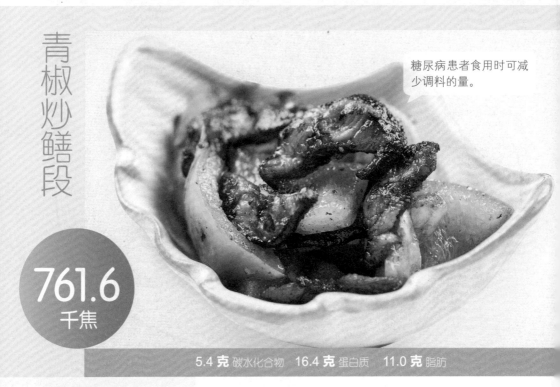

糖尿病患者食用时可减少调料的量。

**761.6** 千焦

5.4 克 碳水化合物　16.4 克 蛋白质　11.0 克 脂肪

## 原料

黄鳝 100 **克**，青椒 100 **克**，植物油、料酒、鸡汤、酱油、姜、盐、蒜**各适量**。

## 做法

1　黄鳝洗净切片，加入盐、料酒拌匀，腌制 10 分钟；青椒洗净，切成滚刀块；姜切丝，蒜剁蓉。

2　油锅爆香姜丝，倒入黄鳝片翻炒 30 秒，盛起待用。

3　油锅续植物油，将姜丝、蒜蓉炒香，放入青椒块快炒 10 秒，倒入黄鳝片炒 3 分钟。

4　加入 5 汤匙鸡汤和适量料酒、盐、酱油，拌炒入味即可。

**黄鳝** 中 热量　低 升糖指数

**青椒** 低 热量　低 升糖指数

黄鳝中的鳝鱼素，具有类似胰岛素的降血糖作用，但因热量较高，故不宜多食。

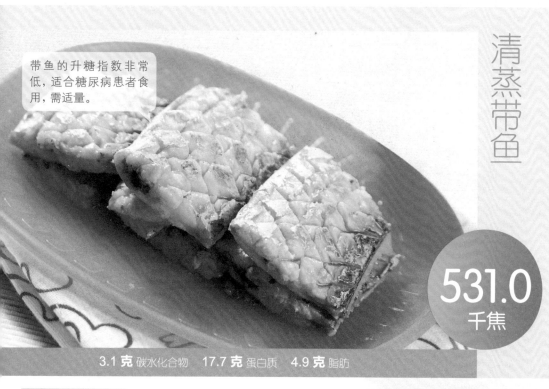

带鱼的升糖指数非常低，适合糖尿病患者食用，需适量。

## 清蒸带鱼

# 531.0
**千焦**

**3.1 克** 碳水化合物　**17.7 克** 蛋白质　**4.9 克** 脂肪

## 做法

1　带鱼处理好洗净，切段；姜切丝，葱切段。

2　带鱼加盐、料酒、姜丝、葱段抓匀腌制 10 分钟，上锅隔水蒸 15 分钟，淋上生抽即可。

## 原料

带鱼 **100 克**，生抽、料酒、葱、姜、盐**各适量**。

> 带鱼的脂肪多为不饱和脂肪酸，具有降低胆固醇的作用。带鱼含有丰富的镁，对心血管系统有很好的保护作用，有利于预防高血压等心血管疾病。

带鱼  中 热量　 低 升糖指数

## 西蓝花豆酥鳕鱼

**887.6** 千焦

清蒸鳕鱼很大程度上保留了鳕鱼的营养价值，适合糖尿病患者食用。

**4.8 克** 碳水化合物　**24.5 克** 蛋白质　**11.1 克** 脂肪

### 原料

鳕鱼 100 **克**，西蓝花 100 **克**，豆豉、料酒、胡椒粉、葱末、姜末、盐**各适量**，植物油 10 **毫升**。

### 做法

1 鳕鱼用适量盐和料酒腌一下，然后上笼蒸 8~10 分钟，取出待用。

2 锅内放植物油，下入葱末、姜末和捣碎的豆豉炒香，再用盐、胡椒粉调味。

3 待豆豉炒酥后浇到加工好的鳕鱼上。

4 西蓝花用盐水焯熟，码在鳕鱼周围即可。

鳕鱼富含 EPA 和 DHA，能降低糖尿病患者血液中胆固醇、甘油三酯和低密度脂蛋白的含量，从而降低糖尿病性脑血管疾病的发病率。西蓝花中的膳食纤维能降低肠胃对葡萄糖的吸收。

鳕鱼　 中 热量　低 升糖指数

西蓝花　 低 热量　 低 升糖指数

# 洋葱炒黄鳝

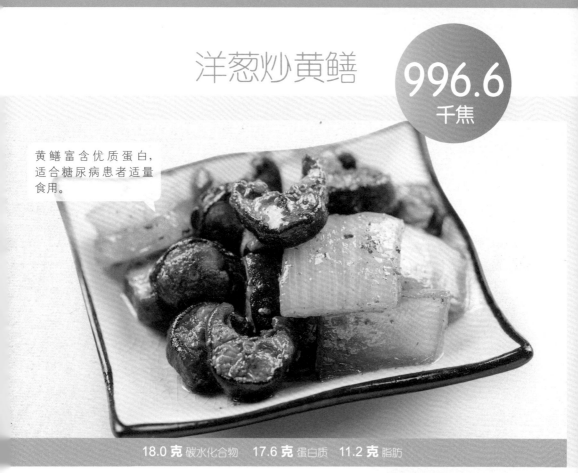

**996.6**
千焦

黄鳝富含优质蛋白，适合糖尿病患者适量食用。

18.0 **克** 碳水化合物　　**17.6 克** 蛋白质　　**11.2 克** 脂肪

## 做法

1　将黄鳝去肠杂，洗净切块；洋葱切片。

2　起油锅，先放入黄鳝煎半熟。

3　放入洋葱，翻炒片刻。

4　加盐、酱油、姜片、清水少量，焖片刻，至黄鳝熟透即可。

## 原料

黄鳝 100 **克**、洋葱（白皮）100 **克**，酱油、盐、姜片**各适量**，植物油 10 **毫升**。

 洋葱中的烯丙基二硫化物等含硫化合物，可有效促进脂肪代谢，抑制生糖过程，明显降低血糖含量。黄鳝体内含有控制糖尿病的高效物质，具有显著的降血糖和调节糖代谢的作用。

黄鳝　 中 热量　 低 升糖指数

洋葱　 低 热量　 低 升糖指数

# 翡翠鲤鱼

**825.6**
千焦

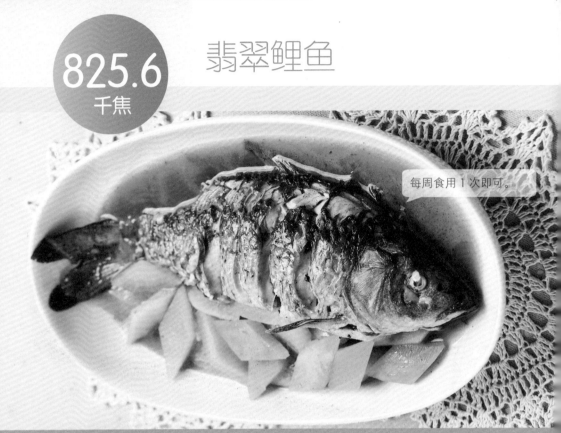

每周食用 1 次即可。

0.5 **克** 碳水化合物　17.6 **克** 蛋白质　14.1 **克** 脂肪

## 原料

鲤鱼 100 **克**，西瓜皮、茯苓皮、生抽、醋、盐**各适量**，橄榄油 10 **毫升**。

## 做法

1 西瓜皮洗干净，削去表面绿色硬皮，切成菱形片；茯苓皮洗净；鲤鱼处理好洗净。

2 炒锅烧热，倒入油，放入鲤鱼稍煎，再加入生抽、醋，盖上锅盖稍焖。

3 加入西瓜皮、茯苓皮和 1 杯半清水，用小火焖煮入味。

4 最后放盐即可出锅。并分成多份食用。

> 西瓜皮含有人体所需的多种营养成分，且不含脂肪和胆固醇，水分多，热量低；鲤鱼含有丰富的镁，利于降糖。鲤鱼的脂肪大部分由不饱和脂肪酸组成，具有良好的降低胆固醇的作用。

鲤鱼  中 热量  低 升糖指数

# 苹果炖鱼

**1 132.1** 千焦

糖尿病患者不宜过量食用红枣。

**14.3 克** 碳水化合物　　**18.7 克** 蛋白质　　**15.9 克** 脂肪

## 做法

1. 苹果洗净，去皮，切片，用清水浸泡；草鱼洗净斩成块；猪瘦肉切片；红枣泡洗干净，去核；姜去皮，切片。

2. 热油锅，下姜片略煎，放入鱼块，小火煎至两面稍黄，倒入料酒，加瘦肉片、红枣、高汤，中火炖。待炖汤稍白，加入苹果片，调入盐、胡椒粉，再炖 20 分钟即可。

" 苹果中的果胶，能预防胆固醇增高，减少血糖含量。其所含膳食纤维，可调节机体血糖水平，预防血糖骤升骤降。草鱼有利湿、暖胃、平肝、祛风等功效，与苹果一起炖食，补心养气、补肾益肝。 "

## 原料

苹果、草鱼**各 50 克**，猪瘦肉 **50 克**，植物油、红枣、盐、姜、胡椒粉、料酒、高汤**各适量**。

草鱼  中 热量　 低 升糖指数

苹果  中 热量　 低 升糖指数

# 鲫鱼炖豆腐

**941.6 千焦**

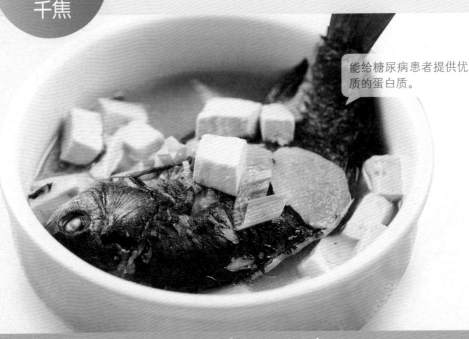

能给糖尿病患者提供优质的蛋白质。

5.1 **克** 碳水化合物　　57.5 **克** 蛋白质　　13.9 **克** 脂肪

## 原料

鲫鱼 100 **克**，南豆腐 50 **克**，葱花、姜片、料酒、**盐各适量**，植物油 10 **毫升**。

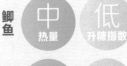

鲫鱼 中 热量　低 升糖指数

南豆腐 中 热量　低 升糖指数

## 做法

1 南豆腐洗净，切块；鲫鱼去鳞及内脏，洗净。

2 炒锅入少许植物油，上火烧热，放入鱼煎至皮略黄。

3 将鱼、清水、豆腐放入砂锅内，加入料酒、姜片，大火烧开。

4 再改小火煲 1 小时，加入少许盐、葱花即可。

> 鲫鱼所含蛋白质齐全且优质，易被消化吸收，是糖尿病患者的良好蛋白质来源，可调补老年糖尿病患者虚弱的体质。大豆及其制品富含膳食纤维，且升糖指数低，能延缓身体对糖的吸收。

# 金枪鱼烧荸荠粒

**1289.2** 千焦

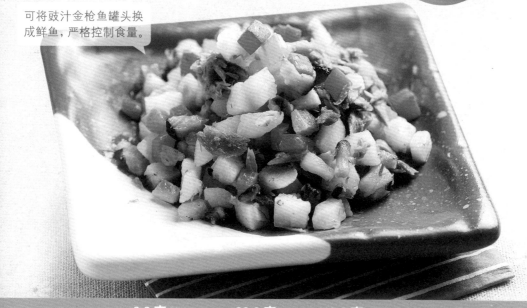

可将豉汁金枪鱼罐头换成鲜鱼，严格控制食量。

**6.8克** 碳水化合物 **28.3克** 蛋白质 **19.2克** 脂肪

## 做法

1 荸荠、胡萝卜洗净，削皮；芹菜洗净去叶、老筋；香菇洗净。分别切成小丁。

2 热锅倒植物油，油热后将胡萝卜丁和香菇丁入锅翻炒，放入荸荠丁、芹菜丁，倒入金枪鱼罐头中的汤汁，继续翻炒。出锅前放入金枪鱼肉和少许盐翻炒均匀即可。

金枪鱼含有较多的 omega-3 脂肪酸，可改善胰岛功能，增强人体对糖的分解、利用能力，维持糖代谢的正常状态；荸荠含有的粗纤维和淀粉，可促进大肠蠕动，防止大便燥结。

## 原料

豉汁金枪鱼罐头 **100克**，荸荠、胡萝卜、芹菜、香菇 **各20克**，盐 **适量**，植物油 **10毫升**。

金枪鱼罐头  中 热量  低 升糖指数

荸荠  中 热量  低 升糖指数

**836.7** 千焦

# 鲤鱼木耳汤

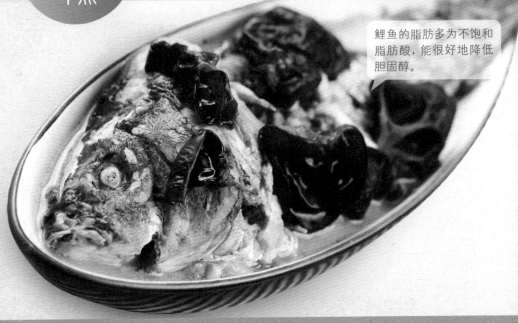

鲤鱼的脂肪多为不饱和脂肪酸，能很好地降低胆固醇。

**1.1 克** 碳水化合物　　**17.8 克** 蛋白质　　**14.1 克** 脂肪

## 原料

鲤鱼 100 **克**，木耳 10 **克**，盐**适量**，橄榄油 10 **毫升**。

## 做法

1 将鲤鱼去鳃，去鳞，去内脏，洗净；木耳提前泡发，去蒂洗净。

2 油锅烧热，放入鲤鱼略煎，放木耳翻炒片刻，加入适量水，用大火烧开，小火炖煮约 15 分钟，关火，再放适量盐调味即可。

鲤鱼　

木耳　

鲤鱼含有丰富的不饱和脂肪酸，如亚硝酸、DHA、EPA，利于降糖，保护心血管。糖尿病患者常食鲤鱼，可有效预防糖尿病性脑血管病、高脂血症、心血管疾病的发生。

# 板栗鳝鱼煲

**766.5** 千焦

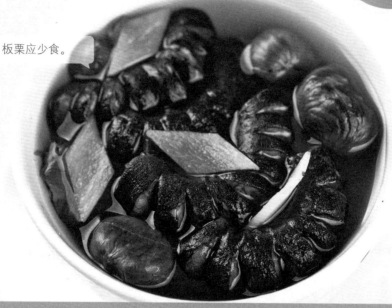

板栗应少食。

**22.3 克** 碳水化合物　**20.1 克** 蛋白质　**1.8 克** 脂肪

## 做法

1　鳝鱼去肠及内脏，洗净，用热水烫去黏液。将处理好的鳝鱼切成 4 厘米长的段，加盐、料酒拌匀，备用；板栗洗净去壳。

2　将鳝鱼段、板栗、姜片一同放入锅内，加入适量清水，大火煮沸，转小火再煲 1 小时。

3　出锅前加盐调味即可。

鳝鱼体内含有两种控制糖尿病的高效物质——黄鳝素 A 和黄鳝素 B，这两种物质具有调节糖代谢的作用。

## 原料

鳝鱼 **100 克**，板栗 **50 克**，姜片、盐、料酒**各适量**。

鳝鱼　 中 热量　 低 升糖指数

板栗　 中 热量　 中 升糖指数

# 1 129.0 千焦

# 豌豆鳕鱼丁

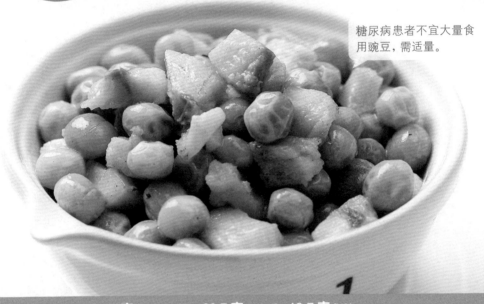

糖尿病患者不宜大量食用豌豆，需适量。

**21.6 克** 碳水化合物　　**23.7 克** 蛋白质　　**10.7 克** 脂肪

## 原料

豌豆 100 **克**，鳕鱼 80 **克**，盐**适量**，植物油 10 **毫升**。

## 做法

1　鳕鱼去皮、去骨，切成小丁；豌豆洗净。

2　上锅热油，倒入豌豆翻炒片刻，继而倒入鳕鱼丁，加适量盐一起翻炒，待鳕鱼丁熟透即可。

鳕鱼　

豌豆　

鳕鱼具备低脂肪、低胆固醇和高蛋白的特点，十分易于人体吸收。鳕鱼富含的多烯脂肪酸具有防治心血管病的功效，而且还能抗炎、抗癌、增强免疫功能。

# 柠檬煎鳕鱼

**1038.6**
千焦

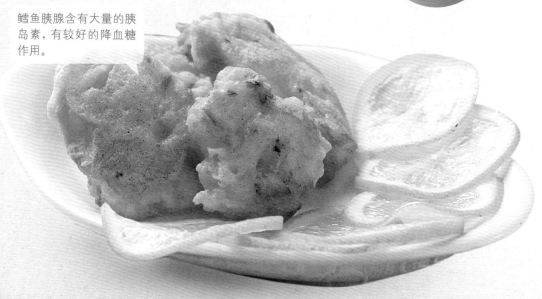

鳕鱼胰腺含有大量的胰岛素，有较好的降血糖作用。

**1.9 克** 碳水化合物　　**27.1 克** 蛋白质　　**14.9 克** 脂肪

## 做法

1　将鳕鱼肉洗净，切块，加盐腌制片刻；柠檬切片，将适量柠檬汁挤入鳕鱼块中，其他柠檬片摆在盘边。

2　鸡蛋取蛋清磕入碗中打散。

3　将腌制好的鳕鱼块裹上蛋清和水淀粉。

4　油锅烧热，放鳕鱼块煎至金黄即可。

> 柠檬含糖量很低，且具有止渴生津、祛暑清热、化痰止咳、健胃健脾、止痛杀菌等功效，对糖尿病、高血压和高脂血症都有很好的防治效果。

## 原料

鳕鱼肉 **100 克**，柠檬 **50 克**，鸡蛋 **1 个**，盐、水淀粉 **各适量**，植物油 **10 毫升**。

鳕鱼　中 热量　低 升糖指数

柠檬　低 热量　低 升糖指数

# 593.4 千焦

# 土豆拌海带丝

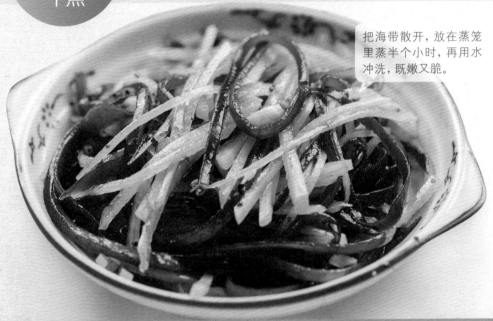

把海带散开，放在蒸笼里蒸半个小时，再用水冲洗，既嫩又脆。

**20.4 克** 碳水化合物　**3.8 克** 蛋白质　**5.3 克** 脂肪

## 原料

鲜海带 150 **克**，土豆 100 **克**，蒜、醋、盐**各适量**，辣椒油 5 毫升。

## 做法

1　蒜去皮，洗净剁成末；鲜海带洗净后切成丝。

2　土豆洗净，去皮后切成丝，放入沸水锅中焯一下。

3　蒜末、醋、盐和辣椒油同放一碗内调成调味汁。

4　将调味汁浇入土豆丝和海带丝中，拌匀即可。

土豆　

鲜海带　

海带中的海带多糖能改善糖尿病患者的糖耐量，对胰岛细胞有保护作用。海带多糖的有效成分，可减少动脉粥样硬化斑块的形成和发展。

# 虾皮海带丝

**351.9** 千焦

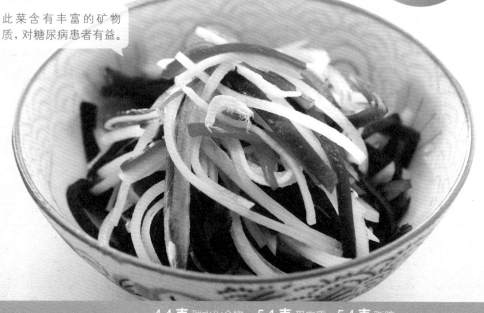

此菜含有丰富的矿物质，对糖尿病患者有益。

**4.4 克** 碳水化合物　　**5.1 克** 蛋白质　　**5.4 克** 脂肪

## 做法

1. 红椒洗净，切丝；土豆洗净，去皮切丝；姜洗净，切细丝；虾皮洗净。

2. 锅中加清水烧沸，将海带丝、土豆丝煮熟软，捞出装盘，待凉后将姜丝、虾皮及红椒丝撒入，加盐、香油拌匀。

## 原料  7

海带丝 **200 克**，虾皮 **10 克**，红椒、土豆**各 20 克**，姜、盐**各适量**，香油 **5 毫升**。

海带营养价值很高，含有丰富的碘等矿物质元素，且热量低，具有降血脂、降血糖、调节免疫、抗凝血、抗肿瘤、排铅解毒和抗氧化等多种功效。

虾皮

海带丝

## 636.8 千焦

# 鲫鱼汤

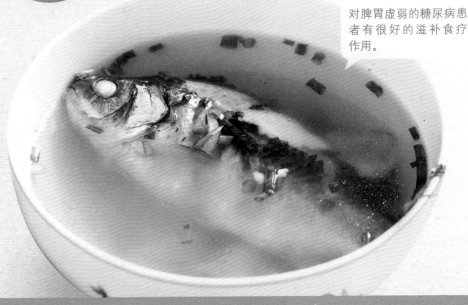

对脾胃虚弱的糖尿病患者有很好的滋补食疗作用。

**3.8 克** 碳水化合物　**17.1 克** 蛋白质　**7.7 克** 脂肪

### 原料

鲫鱼 **100 克**，料酒、葱花、**盐各适量**，橄榄油 **5 毫升**。

### 做法

1 鲫鱼洗净，去内脏，入沸水焯一下。

2 油锅六成热，爆葱花，放入鲫鱼，翻炒后加入料酒，再加入适量水炖煮。

3 快熟时，加入盐调味即可。

鲫鱼  中 热量　低 升糖指数

鲫鱼所含的蛋白质质优，容易消化吸收，经常食用，可补充营养，增强抗病能力。鲫鱼有健脾利湿、和中开胃、活血通络、温中下气的功效，对脾胃虚弱、水肿、溃疡、气管炎、哮喘、糖尿病有很好的滋补食疗作用。

# 牡蛎海带汤

**415.0**
千焦

特别适合糖尿病并发动脉硬化患者食用。

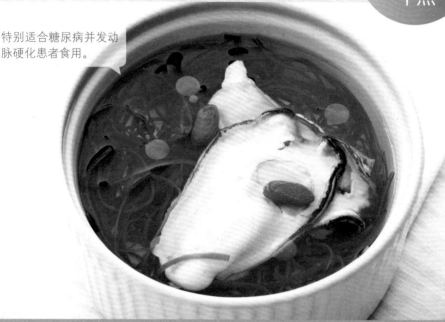

**12.4 克** 碳水化合物　**7.7 克** 蛋白质　**2.3 克** 脂肪

## 做法

1 把牡蛎、水发海带分别洗净。

2 锅中依次放入牡蛎、海带、姜、葱、清水、枸杞子，大火煮沸后，改小火慢炖至牡蛎熟烂。

3 放入适量盐调味即可。

## 原料

牡蛎 **2 个**，水发海带 **200克**，枸杞子 **10 克**，姜、葱、盐**各适量**。

> 牡蛎所含蛋白质中有多种优良的氨基酸，这些氨基酸有解毒作用，可以去除体内的有毒物质，其中的氨基乙磺酸又有降低胆固醇浓度的作用，因此可预防动脉硬化等糖尿病血管并发症。

牡蛎

海带

# 附录

# 食物血糖生成指数(GI)表

| | 食品种类 | GI | | 食品种类 | GI |
|---|---|---|---|---|---|
| | **混合膳食** | | | 玉米 | |
| 1 | 猪肉炖粉条 | 16.7 | 24 | 玉米(甜,煮) | 55 |
| 2 | 饺子(三鲜) | 28 | 25 | (粗磨)玉米糁(煮) | 68 |
| | 米饭+菜 | | 26 | 二合面窝头 | 64.9 |
| 3 | 米饭+鱼 | 37 | | 米饭 | |
| 4 | 米饭+芹菜+猪肉 | 57.1 | 27 | 黑米饭 | 55 |
| 5 | 米饭+蒜苗 | 57.9 | 28 | 大米饭(煮1分钟) | 46 |
| 6 | 米饭+蒜苗+鸡蛋 | 68 | 29 | 大米饭(煮6分钟) | 87 |
| 7 | 米饭+猪肉 | 73.3 | | 半熟大米 | |
| 8 | 硬质小麦粉肉馅馄饨 | 39 | 30 | 含直链淀粉低的半熟大米(煮,黏米类) | 50 |
| 9 | 包子(芹菜猪肉) | 39.1 | 31 | 含直链淀粉低的半熟大米(煮) | 87 |
| | 面食+菜 | | | 白大米 | |
| 10 | 馒头+芹菜炒鸡蛋 | 48.6 | 32 | 含直链淀粉高的白大米 | 59 |
| 11 | 馒头+酱牛肉 | 49.4 | 33 | 含直链淀粉低的白大米(煮,黏米类) | 88 |
| 12 | 馒头+黄油 | 68 | 34 | 大米饭 | 83.2 |
| 13 | 饼+鸡蛋炒木耳 | 48.4 | 35 | 小米饭(煮) | 71 |
| 14 | 玉米面+人造黄油(煮) | 69 | 36 | 糙米饭(煮) | 87 |
| 15 | 牛肉面 | 88.6 | 37 | 糯米饭 | 87 |
| | **谷类杂粮及其制品** | | | 面条 | |
| | 大麦 | | 38 | 强化蛋白质的意大利式细面条 | 27 |
| 16 | 整粒大麦(煮) | 25 | 39 | 意大利式全麦粉细面条 | 37 |
| 17 | 大麦粉(煮) | 66 | 40 | 白的意大利式细面条(煮15~20分钟) | 41 |
| 18 | 整粒黑麦(煮) | 34 | 41 | 意大利式硬质小麦细面条(煮12~20分钟) | 55 |
| 19 | 整粒小麦(煮) | 41 | 42 | 线面条(通心面粉,实心,粗约1.5毫米) | 35 |
| 20 | 荞麦方便面 | 53.2 | | | |
| 21 | 荞麦(煮) | 54 | | | |
| 22 | 荞麦面条 | 59.3 | | | |
| 23 | 荞麦面馒头 | 66.7 | | | |

续表

| | 食品种类 | GI | | 食品种类 | GI |
|---|---|---|---|---|---|
| 43 | 通心面（管状，粗） | 45 | | 粥 | |
| 44 | 粗的硬质小麦扁面条 | 46 | 75 | 玉米面粥 | 50.9 |
| 45 | 加鸡蛋的硬质小麦扁面条 | 49 | 76 | 黑米粥 | 42.3 |
| 46 | 细的硬质小麦扁面条（挂面） | 55 | 77 | 玉米糁粥 | 51.8 |
| 47 | 面条（一般的小麦面条） | 81.6 | 78 | 黑五类粥 | 57.9 |
| | 大麦面包 | | 79 | 小米粥 | 61.5 |
| 48 | 75%~80% 大麦粒面包 | 34 | 80 | 大米糯米粥 | 65.3 |
| 49 | 50% 大麦粒面包 | 46 | 81 | 大米粥 | 69.4 |
| 50 | 80%~100% 大麦粉面包 | 66 | 82 | 即食羹 | 69.4 |
| 51 | 混合谷物面包 | 45 | 83 | 桂格燕麦片 | 83 |
| 52 | 含有水果干的小麦面包 | 47 | | 面点 | |
| 53 | 50%~80% 碎小麦粒面包 | 52 | 84 | 爆玉米花 | 55 |
| 54 | 粗面粉面包 | 64 | 85 | 酥皮糕点 | 59 |
| 55 | 汉堡包 | 61 | 86 | 比萨饼（含乳酪） | 60 |
| 56 | 新月形面包 | 67 | 87 | 蒸粗麦粉 | 65 |
| 57 | 白高纤维小麦面包 | 68 | 88 | 油条 | 74.9 |
| 58 | 全麦粉面包 | 69 | 89 | 烙饼 | 79.6 |
| 59 | 高纤维的小麦面包 | 68 | 90 | 馒头（富强粉） | 88.1 |
| 60 | 去面筋的小麦面包 | 70 | | **豆类** | |
| 61 | 棍子面包 | 90 | | 大豆 | |
| 62 | 白面包 | 87.9 | 91 | 大豆罐头 | 14 |
| 63 | 45%~50% 燕麦麸面包 | 47 | 92 | 大豆（浸泡，煮） | 18 |
| 64 | 80% 燕麦粒面包 | 65 | | 蚕豆 | |
| 65 | 黑麦粒面包 | 50 | 93 | 五香蚕豆 | 16.9 |
| 66 | 黑麦粉面包 | 65 | 94 | 蚕豆 | 79 |
| | 熟食早餐 | | | 扁豆 | |
| 67 | 稻麸 | 19 | 95 | 扁豆 | 38 |
| 68 | 全麦维 | 42 | 96 | 红小扁豆 | 26 |
| 69 | 燕麦麸 | 55 | 97 | 绿小扁豆 | 30 |
| 70 | 小麦片 | 69 | 98 | 小扁豆汤罐头 | 44 |
| | 玉米片 | | 99 | 绿小扁豆罐头 | 52 |
| 71 | 高纤维玉米片 | 74 | | 豆腐 | |
| 72 | 玉米片 | 78.5 | 100 | 冻豆腐 | 22.3 |
| 73 | 可可米 | 77 | 101 | 豆腐干 | 23.7 |
| 74 | 卜卜米 | 88 | 102 | 炖鲜豆腐 | 31.9 |

续表

| | 食品种类 | GI |
|---|---|---|
| | *四季豆* | |
| 103 | 四季豆 | 64 |
| 104 | 高压处理的四季豆 | 34 |
| 105 | 四季豆罐头 | 52 |
| | *绿豆* | |
| 106 | 绿豆 | 27.2 |
| 107 | 绿豆挂面 | 33.4 |
| | *利马豆* | |
| 108 | 利马豆 + 5 克蔗糖 | 30 |
| 109 | 利马豆（棉豆） | 31 |
| 110 | 利马豆 + 10 克蔗糖 | 31 |
| 111 | 冷冻嫩利马豆 | 32 |
| 112 | 利马豆 + 15 克蔗糖 | 54 |
| 113 | 粉丝汤 | 31.6 |
| 114 | 干黄豌豆 | 32 |
| 115 | 裂荚的老豌豆汤 | 60 |
| 116 | 嫩豌豆汤罐头 | 66 |
| | *鹰嘴豆* | |
| 117 | 鹰嘴豆 | 33 |
| 118 | 咖喱鹰嘴豆罐头 | 41 |
| 119 | 鹰嘴豆罐头 | 42 |
| | *青刀豆* | |
| 120 | 青刀豆 | 39 |
| 121 | 青刀豆罐头 | 45 |
| | *其他豆类* | |
| 122 | 黑眼豆 | 42 |
| 123 | 罗马诺豆 | 46 |
| 124 | 黑豆汤 | 64 |
| 125 | 大豆挂面 | 66.6 |
| | **根茎类食品** | |
| | *土豆* | |
| 126 | 土豆粉条 | 13.6 |
| 127 | 甜土豆（白薯、红薯） | 54 |
| 128 | 油炸土豆片 | 60.3 |

| | 食品种类 | GI |
|---|---|---|
| 129 | 用微波炉烤的土豆 | 82 |
| 130 | 鲜土豆 | 62 |
| 131 | 煮土豆 | 66.4 |
| 132 | 土豆泥 | 73 |
| 133 | 土豆（马铃薯）方便食品 | 83 |
| 134 | 无油脂烧烤土豆 | 85 |
| | *其他根茎类食品* | |
| 135 | 雪魔芋 | 17 |
| 136 | 藕粉 | 32.6 |
| 137 | 苕粉 | 34.5 |
| 138 | 芋头 | 47.7 |
| 139 | 山药 | 51 |
| 140 | 甜菜 | 64 |
| 141 | 胡萝卜 | 71 |
| 142 | 煮红薯 | 76.7 |
| | **牛奶食品** | |
| | *奶粉* | |
| 143 | 低脂奶粉 | 11.9 |
| 144 | 降糖奶粉 | 26 |
| 145 | 老年奶粉 | 40.8 |
| 146 | 克糖奶粉 | 47.6 |
| | *低脂酸乳酪* | |
| 147 | 低脂酸乳酪（加人工甜味剂） | 14 |
| 148 | 低脂酸乳酪（加水果和糖） | 33 |
| | *其他奶制品* | |
| 149 | 一般的酸乳酪 | 36 |
| 150 | 酸奶（加糖） | 48 |
| | *牛奶* | |
| 151 | 牛奶（加人工甜味剂和巧克力） | 24 |
| 152 | 全脂牛奶 | 32 |
| 153 | 牛奶 | 27.6 |
| 154 | 脱脂牛奶 | 27 |
| 155 | 牛奶（加糖和巧克力） | 34 |
| 156 | 牛奶蛋糕（牛奶 + 淀粉 + 糖） | 43 |

续表

| | 食品种类 | GI | | 食品种类 | GI |
|---|---|---|---|---|---|
| | 冰淇淋 | | 185 | 苹果 | 36 |
| 157 | 低脂冰淇淋 | 50 | 186 | 橘子 | 43 |
| 158 | 冰淇淋 | 61 | 187 | 猕猴桃 | 52 |
| | 饼干 | | 188 | 芒果 | 55 |
| 159 | 达能牛奶香脆 | 39.3 | 189 | 巴婆果 | 58 |
| 160 | 达能闲趣饼干 | 47.1 | 190 | 麝香瓜 | 65 |
| 161 | 燕麦粗粉饼干 | 55 | 191 | 菠萝 | 66 |
| 162 | 油酥脆饼 | 64 | 192 | 西瓜 | 72 |
| 163 | 高纤维黑麦薄脆饼干 | 65 | | 果汁饮料 | |
| 164 | 营养饼 | 65.7 | 193 | 水蜜桃汁 | 32.7 |
| 165 | 竹芋粉饼干 | 66 | 194 | 苹果汁 | 41 |
| 166 | 小麦饼干 | 70 | 195 | 巴梨汁罐头 | 44 |
| 167 | 苏打饼干 | 72 | 196 | 未加糖的菠萝汁 | 46 |
| 168 | 华夫饼干 | 76 | 197 | 未加糖的柚子果汁 | 48 |
| 169 | 香草华夫饼干 | 77 | 198 | 橘子汁 | 57 |
| 170 | 格雷厄姆华夫饼干 | 74 | | 碳酸饮料 | |
| 171 | 膨化薄脆饼干 | 81 | 199 | 可乐 | 40.3 |
| 172 | 米饼 | 82 | 200 | 芬达饮料 | 68 |

## 水果及其制品

| 173 | 樱桃 | 22 |
|---|---|---|
| 174 | 李子 | 24 |
| 175 | 柚子 | 25 |
| | 桃 | |
| 176 | 鲜桃 | 28 |
| 177 | 天然果汁桃罐头 | 30 |
| 178 | 糖浓度低的桃罐头 | 52 |
| 179 | 糖浓度高的桃罐头 | 58 |
| | 香蕉 | |
| 180 | 生香蕉 | 30 |
| 181 | 熟香蕉 | 52 |
| | 杏 | |
| 182 | 杏干 | 31 |
| 183 | 淡味果汁杏罐头 | 64 |
| | 其他水果类 | |
| 184 | 梨 | 36 |

## 糖及其他

| | 糖 | |
|---|---|---|
| 201 | 果糖 | 23 |
| 202 | 乳糖 | 46 |
| 203 | 蔗糖 | 65 |
| 204 | 蜂蜜 | 73 |
| 205 | 绵白糖 | 83.8 |
| 206 | 葡萄糖 | 100 |
| 207 | 麦芽糖 | 105 |
| | 其他 | |
| 208 | 花生 | 14 |
| 209 | 番茄汤 | 38 |
| 210 | 巧克力 | 49 |
| 211 | 南瓜 | 75 |
| 212 | 胶质软糖 | 80 |

注:此数据来自《中国食物成分表》（第二版）。

## 图书在版编目（CIP）数据

糖尿病一日三餐怎么吃 / 杨长春主编 . — 南京 : 江苏凤凰科学技术
出版社 , 2018.4（2024.6 重印）
（汉竹·健康爱家系列）
ISBN 978-7-5537-8600-1

Ⅰ . ①糖… Ⅱ . ①杨… Ⅲ . ①糖尿病 – 食物疗法Ⅳ . ① R247.1

中国版本图书馆 CIP 数据核字 (2017) 第 250340 号

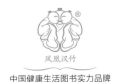

中国健康生活图书实力品牌

**糖尿病一日三餐怎么吃**

| | | |
|---|---|---|
| 主　　　编 | 杨长春 | |
| 编　　　著 | 汉　竹 | |
| 责 任 编 辑 | 刘玉锋 | |
| 特 邀 编 辑 | 张　瑜　任志远　麻丽娟 | |
| 责 任 校 对 | 仲　敏 | |
| 责 任 监 制 | 刘文洋 | |

| | |
|---|---|
| 出 版 发 行 | 江苏凤凰科学技术出版社 |
| 出版社地址 | 南京市湖南路 1 号 A 楼，邮编：210009 |
| 出版社网址 | http://www.pspress.cn |
| 印　　　刷 | 合肥精艺印刷有限公司 |

| | |
|---|---|
| 开　　　本 | 720 mm × 1 000 mm　1/16 |
| 印　　　张 | 12 |
| 字　　　数 | 240 000 |
| 版　　　次 | 2018 年 4 月第 1 版 |
| 印　　　次 | 2024 年 6 月第 24 次印刷 |

| | |
|---|---|
| 标 准 书 号 | ISBN 978-7-5537-8600-1 |
| 定　　　价 | 42.00 元 |

图书如有印装质量问题，可向我社印务部调换。